Die gegenwärtigen Behandlungswege der Kieferschussverletzungen.

Ergebnisse aus dem Düsseldorfer Lazarett für Kieferverletzte (Kgl. Reservelazarett).

Unter ständiger Mitwirkung von Fachgenossen

herausgegeben von

Prof. Chr. Bruhn,

Dozent der Zahnheilkunde und a. o. Mitglied der Düsseldorfer Akademie für praktische Medizin, z. Z. Chefzahnarzt des Düsseldorfer Lazaretts für Kieferverletzte.

Heft I (mit 61 Abbildungen)   **Preis Mk. 4.—**
Heft II/III (mit 202 Abbildungen)   **Preis Mk. 12.—**
Heft IV/VI (mit 199 Abbildungen und 4 Tafeln) **Preis Mk. 15.—**

Inhalt von Heft I:

Friedr. Hauptmeyer, Zur Behandlung der Schussverletzungen im Bereiche des Gesichtes mit besonderer Berücksichtigung der Läsionen der Kiefer. Mit 8 Abbildungen. — **Aug. Lindemann**, Zur Deckung grösserer Defekte der Weichteile bei Kieferschussverletzungen. Mit 12 Abbildungen. — **Chr. Bruhn und M. Kühl**, Schussverletzung des Ober- und Unterkiefers. Mit 8 Abbildungen. — **M. Kühl**, Schussverletzung des Oberkiefers. Mit 4 Abbildungen. — **M. Kühl**, Schussverletzung des Unterkiefers. Mit 7 Abbildungen. — **Chr. Bruhn**, Die Verwendung massiv gegossener Brückenarbeiten zur Überbrückung frisch verheilter Kieferdefekte. Mit 21 Abbildungen.

Inhalt von Heft II/III:

Chr. Bruhn, Zur Indikationsstellung für die Anwendung der verschiedenen Kieferstützapparate. Mit 57 Abbildungen. — **Aug. Lindemann**, Zur Deckung grösserer Defekte der Weichteile bei Kieferschussverletzungen. II. Teil. Mit 93 Abbildungen. — **Aug. Lindemann**, Die Lokalanästhesie bei den Schussverletzungen des Gesichtes. Mit 6 Abbildungen. — **Friedr. Hauptmeyer**, Zur Behandlung der Schussverletzungen im Bereiche des Gesichtes mit besonderer Berücksichtigung der Läsionen der Kiefer. Mit 23 Abbildungen. — **Max Kühl**, Die Technik der Befestigung der Kieferstützapparate. Mit 12 Abbildungen. — **Walter Ahrend**, Hilfsapparate zur Wiederherstellung durch Schussverletzung zerstörter Nasen. Mit 11 Abbildungen.

Inhalt von Heft IV/VI:

Aug. Lindemann, Über die Beseitigung der traumatischen Defekte der Gesichtsknochen. Mit 48 Abbildungen im Text. — **Chr. Bruhn**, Zur Indikationsstellung für die Anwendung der verschiedenen Kieferstützapparate. Mit 102 Abbildungen im Text. — **Max Kühl**, Unterlagen für plastische Operationen im Bereiche des Gesichts. Mit 28 Abbildungen im Text. — **Friedr. Hauptmeyer**, Über die Technik der stereoskopischen Röntgenaufnahmen bei Schussverletzungen des Gesichtsschädels. Mit 21 Abbildungen im Text und 4 Tafeln.

Die gegenwärtigen Behandlungswege der Kieferschussverletzungen

Ergebnisse
aus dem Düsseldorfer Lazarett für Kieferverletzte
(Kgl. Reservelazarett).

Unter ständiger Mitwirkung von

Friedrich Hauptmeyer,
Leiter der Kruppschen Zahnklinik in Essen

Max Kühl,
z. Zt. leitendem Zahnarzt der Abteilung Privat-
klinik Prof. Bruhn des Düsseldorfer Lazaretts für
Kieferverletzte

Dr. med. August Lindemann,
Spezialarzt für Chirurgie in Essen, z. Zt. Chirurg des Düsseldorfer Lazaretts
für Kieferverletzte

herausgegeben von

Prof. Chr. Bruhn,
Dozent der Zahnheilkunde und a. o. Mitglied der Düsseldorfer Akademie für praktische Medizin,
Chefzahnarzt des Düsseldorfer Lazaretts für Kieferverletzte und fachärztl. Beirat für Kieferver-
letzungen im Bereiche des VII. Armeekorps.

Heft VII/VIII

Mit 116 Abbildungen im Text

Springer-Verlag Berlin Heidelberg GmbH 1917

ISBN 978-3-642-89164-9   ISBN 978-3-642-91020-3 (eBook)
DOI 10.1007/978-3-642-91020-3

Vorwort.

Seit die letzten Hefte „der Behandlungswege" erschienen sind, ist reichlich ein Jahr vergangen — für uns ein Jahr intensiver Lazarettarbeit. Ein Teil der Erfahrungen und Ergebnisse dieser Zeit liegt in den nunmehr gleichzeitig erscheinenden Heften VII/VIII und IX/X vor.

Wir empfinden es als unsere Pflicht, hier hervorzuheben, dass die Entwicklung unserer Arbeitsmethoden, wie sie in den vorliegenden Heften zum Ausdruck kommt, der Zusammenarbeit aller an unserer gemeinsamen Tätigkeit beteiligten Ärzte und Zahnärzte zu danken ist und zu betonen, dass wir den Inhalt dieser Arbeit als unser gemeinsames geistiges Eigentum betrachten, das zu sammeln der eine mehr, der andere weniger beitragen konnte.

Wir freuen uns, auch von dem Kollegen Hauptmeyer, der inzwischen von der Firma Krupp reklamiert, in seine Friedenstätigkeit, die Leitung der Kruppschen Zahnklinik in Essen, zurückgekehrt ist, einen Beitrag bringen zu können, der von ihm persönlich angestellte Versuche und gemachte Beobachtungen auf dem Gebiete der Narbennachbehandlung wiedergibt.

Besonderer Dank gebührt den Kollegen Bürger, Lehrell und Weitz, die sich um diese Veröffentlichungen verdient machten.

Düsseldorf, im Januar 1917.

Bruhn.

Inhalt.

Oto-Rhino-Laryngologisches bei Kieferschüssen.

Von

Dr. med. **Alexander Loch,**
stellvertret. Leiter der akadem. Hals-, Nasen- und Ohrenklinik in Düsseldorf.

Die Kieferschüsse betreffen das ganze Gebiet der Oto-Rhino-Laryngologie. Am häufigsten sind die gemischten Ober- und Unterkieferschüsse. Fast jeder Oberkieferschuss ist auch ein Nasenschuss. Bei steiler und sagittaler Schussbahn ist gewöhnlich nur eine Nasen- und Nebenhöhlenseite oder die Nasenmitte, bei flachen Querschüssen sind beide Seiten verletzt. Die schwersten Zerstörungen der Aussennase kamen nach Granatwirkungen vor. Weit nach hinten gehende Schüsse erreichten das Ohrgebiet und die von der Schädelbasis nach abwärts ziehenden Nerven. Stirnhöhlen- und Keilbeinverletzungen waren selten.

Ziemlich ausserhalb des Gebietes der Kieferverletzungen, für Querschüsse zu tief liegt der Kehlkopf. Steile Schussbahnen treffen ihn manchmal. Volltreffer des Kehlkopfs bei medianen Kinnschüssen töten meist rasch und sind hier nicht gesehen worden. Schwere Granatverletzungen der Kinngegend und des Mundbodens erreichten wohl die Haut des Adamsapfels, eine direkte Kehlkopfverletzung brachten sie nie. Die meisten Schusswirkungen, die den Kehlkopf erreichten, waren vermittelt durch Vagusschädigungen oder Mundbodeninfektion. Funktionsstörungen am Kehlkopf betrafen die Atmung, die Stimme und den Schluckakt. Neben der äusseren Untersuchung kam meist nur die Spiegelung in Betracht, weil die direkte Untersuchung mit dem Spatelrohr sich schon durch die Unterkieferbrüche und Schienungen verbot.

In anatomischer Beziehung ist beim Kehlkopf seine mediane subkutane Lage wichtig. Im Spiegelbild fällt neben der Nachbarschaft der Zungenwurzel und des Tonsillargebietes die völlige Symmetrie beider Kehlkopfhälften auf. Der Eingangsrand bildet einen schlanken Ring, dessen tiefster Punkt hinten in der Mitte zwischen den beiden beim Anlauten, Atmen und Pressen symmetrisch sich bewegenden Stellknorpeln

liegt. Auf jeder Seite steigt die ary-epiglottische Falte zu dem gegen
den Zungengrund ragenden Kehldeckel auf. Beim Schlucken und Würgen
wird der Kehlkopfeingang zirkulär zusammengeschnürt und vom Kehldeckel oder, wo er fehlt, vom Zungengrund oben abgedeckt. Beim Übergang von Mundbodeninfektionen auf den Kehlkopfeingang und bei Entzündungen der Stellknorpel und des Kehldeckels kann der Eingang
ödematös so sehr verschwellen, dass die Atmung unmöglich wird und
nur schleuniger Luftröhrenschnitt das Leben rettet. Dieser Zustand
wird fälschlich noch oft Glottisödem genannt. Alle Entzündungen des
Kehlkopfeingangs erschweren durch den Schmerz das Schlucken. Zwischen
Kehlkopfeingang und eigentlicher Glottis liegen die Taschenbänder, die
durch den Morgagnischen Ventrikel von den wahren Stimmbändern
getrennt sind und sie teilweise und stets symmetrisch überlagern. Die
Gefühlsnerven des Kehlkopfs stammen vom Nervus laryngeus superior,
der oberhalb der Karotidenteilung aus dem Ganglion nodosum des Vagus
hervorkommt und den die Stimmbänder spannenden Musculus crico-
thyreoideus mitversorgt; ist er verletzt, so fühlt die eine Kehlkopfhälfte
nicht, und der Kranke verschluckt sich. Die übrige Kehlkopfmusku-
latur innerviert der aus dem Mediastinum neben der Luftröhre auf-
steigende Nervus laryngeus inferior oder Rekurrens des Vagus. Vagus-
oder Rekurrensverletzung äussert sich funktionell durch Heiserkeit oder
rauhe Stimme, anatomisch durch schlaffe Lähmung des Stimmbandes
und des Stellknorpels der betroffenen Seite. Gewöhnlich steht der lahme
Knorpel etwas abduziert und hängt nach vorn über. Das Stimmband
steht dann in der sogenannten Kadaverstellung. Diese Lähmungen
können schon durch Narbenzug am Vagus oder durch Druck eines in
seiner Nähe liegenden Geschosses oder Blutergusses verursacht werden
und sich nach Beseitigung des Fremdkörpers oder nach Resorption der
Narbe oder des Hämatoms wieder bessern. Der Rekurrens selbst liegt
für die Schussbahn in unseren Fällen meist zu tief. Es handelt sich
in der Regel um Vagusstammläsionen ober- oder unterhalb des Abganges
des Laryngeus superior, dessen isolierte Verletzung hier nicht beobachtet
wurde.

Als Folgen von Narbenzug sehen wir Drehungen des Kehlkopfs
um die vertikale und sagittale Achse. Abszesse und Infiltrate können
ihn seitlich verdrängen. Der Spiegel zeigt die Schiefstellung der Glottis-
achse und bei Neigungen die Asymmetrie beider Hälften wegen der
verschiedenen Projektion der untereinander liegenden Gebilde. Ein Beispiel für einen derartigen Schiefstand ohne jede Verletzung oder Funktionsstörung des Kehlkopfs selbst bot ein Mann, dem ein Gewehrgeschoss

links in den offenen Mund und unter der Haut der rechten Halsseite durch den rechten Zungenbeinwinkel in die Lunge gefahren war; die Narbe hatte den Kehlkopf um seine Längsachse nach rechts gedreht. Der Adamsapfel stand 1 cm rechts neben der Mittellinie. Die Stimmritze war nicht zu übersehen.

Bei einem anderen Mann von ähnlichem Schusstypus schlug eine Schrapnellkugel in den linken Kinnwinkel, durch die Weichteile, innen am grossen Zungenbeinhorn und am oberen Schildknorpelrand vorbei, von innen durch die untere Schildknorpelhälfte, ohne das Schleimhautrohr des Kehlkopfs zu eröffnen. Sie blieb im Mediastinum sitzen und fistelt ins Jugulum. Die Luftröhre ist nicht beschädigt, wie die ununterbrochene Ringzeichnung beweist. Der Kehlkopf steht mit seinem oberen Rande nach links geneigt, mit seinem unteren Ende nach rechts angehoben, so dass im Spiegel das Luftrohr leicht nach rechts geknickt erscheint. Der unter der Haut fühlbare Narbenstrang bildet einen nach vorn hohlen Bogen und sucht sich schrumpfend in seine Sehnenrichtung zu verkürzen. Dabei hebelt er den Kehlkopf so stark nach rechts herum, dass die Incisura thyreoidea rechts neben der Mittellinie und die linke Schildknorpelfläche mit ihrem fühlbaren Schusskallus der vorderen Halshaut anliegt. Bei der Senkung der linken Kehlkopfhälfte möchte man erwarten, dass das linke Stimmband breiter als das mehr als normal von seinem Taschenband überlagerte rechte erscheint. In Wirklichkeit ist aber das linke Stimmband schmäler als das rechte, spannt sich beim Anlauten richtig, höhlt sich aber beim Einatmen stärker aus und verstreicht fast vollständig, so dass links die laryngeale mit der trachealen Seitenwand fast eine glatte Fläche bildet. Wahrscheinlich ist der äussere Stimmbandmuskel in dem hier noch innerhalb des Schildknorpels liegenden Schusskanal zum Teil zerstört worden, während der Musculus vocalis intakt ist und beim Anlauten den Narbenzug ausgleicht.

Eiterungen in der Umgebung des Kehlkopfs, Senkabszesse und Infiltrate im oberen Halsdreieck sind bei schweren Unterkieferzersplitterungen nicht selten, machen durch ihren Druck auf Schlund und Kehlkopf Schluckbeschwerden, die nach Spaltung vergehen.

Eine andere Schrapnellkugel streifte den linken Stellknorpel, der sich in monatelanger Entzündung zum Teil abstiess. Das Ödem des Kehlkopfeingangs führte hier nie zu Atemnot, aber die Stimme blieb rauh und das Stellgelenk versteifte.

Bei einzelnen schweren Mundbodenzerreissungen ging das Ödem auf den Kehlkopfeingang über und erzwang den Luftröhrenschnitt.

31*

Vagusverletzungen waren nicht so selten. Bei Schüssen, die einseitig durch den Oberkiefer und entlang der Schädelbasis zum Nacken drangen, wurden gleichzeitig Hypoglossus und Glossopharyngeus mit den entsprechenden Folgeerscheinungen der Zungenlähmung und -Atrophie und Geschmacksstörung erfasst. Ähnliche Wirkungen hatten quere Gesichtsschüsse. Z. B. flog ein Granatsplitter vom Seitenrand der linken Kieferhöhle durch die Mundhöhle über die Zunge hinweg und hinter dem rechten aufsteigenden Unterkieferast vorbei, um 4 cm unterhalb des rechten Warzenfortsatzes auf dem Gefässnervenbündel im Kopfnicker sitzen zu bleiben. Schussfolge war Lähmung des rechten Stimmbandes mit Heiserkeit, Gefühllosigkeit der rechten Kehlkopfseite mit Verschlucken, Gefühllosigkeit nebst Atrophie und Lähmung der rechten Zungenseite und Parese der rechten Gaumensegelhälfte. Es war also der Nervus vagus oberhalb des Ganglion nodosum, der Hypoglossus und der Lingualis beschädigt. Alle Erscheinungen bis auf die Folgen der Hypoglossusverletzung gingen nach Entfernung des Geschosses zurück. Nebenbei beweist der Fall die Vagusversorgung des Levator veli palatini, denn der Muskel selbst und der Fazialis konnten nicht verletzt sein.

Bei anderen Vagusverletzungen unterhalb des Laryngeus superior-Abganges blieb die Kehlkopflähmung bestehen, das gelähmte Stimmband atrophierte und höhlte sich am Rande aus. Diese einseitigen Lähmungen bedrohen nur die Stimmfunktion, nicht das Leben.

In einem Falle kam es im Anschluss an eitrige Prozesse im Mundboden und Mediastinum zur Sepsis und einer doppelseitigen Stimmbandlähmung mit Atemnot und Luftröhrenschnitt und tachykardischen Anfällen. Nach dem Semon-Rosenbachschen Gesetz beginnt die organische Rekurrenserkrankung mit der Lähmung des Glottiserweiterers, des Musculus crico-arytaenoideus posticus. Durch Überwiegen der Adduktorenwirkung stellen sich wie bei unserem Falle beide Stimmbänder in die Mittellinie ein und verlegen die Atmung, bei rauher Sprache. Bei der Symmetrie der Lähmung hätte man an eine funktionelle Störung denken können. Aber die Stimmbänder sind allmählich atrophiert und haben sich nach vorübergehender Abduktion wieder in die Mittellinie eingestellt. Weder im Schlaf noch in Narkose oder bei irgendwelchen Eingriffen wurden sie bewegt, obwohl die Stellgelenke, wie sich beim Tracheoskopieren zeigen liess, freibeweglich waren. Beim Sprechen wölben sich die Stimmbänder schlaff nach aussen. Ob es sich um eine Kernlähmung oder um eine mediastinale Erkrankung beider Vagi handelt, ist nie aufgeklärt worden.

Funktionelle Aphonie wurde hier nur zweimal gesehen bei freier Atembewegung der Stimmbänder und symmetrischer Lähmung der beiden Musculi vocales mit dem bekannten Bilde der ovalen Glottis bei der Phonation. Bei dem einen handelte es sich um eine rasch vorübergehende psychische Infektion, bei dem andern um einen subglottischen Tangentialschuss mit vorübergehender Luftfistel.

Einmal sahen wir hysterischen Mutismus bei einem sonst gesunden 24jährigen Infanteristen, dem am 20. Juni 1916 eine Schrapnellkugel durch den linken Mundwinkel, die rechte Zungenhälfte und die rechte Wange fuhr. Bis zum 31. August, also über 10 Wochen war der Mann vollkommen stumm bei klarem Verstand und freier Atmung und gutem Gehör. Er hatte nur einige Zähne verloren. Der Schusskanal im vorderen Zungendrittel eiterte aus beiden Öffnungen. Kehlkopfspiegelung war wegen aktiven Widerstandes unmöglich. Nach Erweiterung der Zungenrückenfistel mit dem Messer wurde eine Prämolarkrone aus dem Schusskanal hervorgezogen. Dabei fing der Mann an zu schreien und kann seitdem zu seiner eigenen Freude wieder sprechen. Ursache: psychische Hemmung nach Granatschock.

Am meisten bedrohen die Kieferschüsse das pneumatische Gebiet des Gesichtsschädels: die Nase und ihre Nebenhöhlen. Fast jeder Oberkieferschuss berührt sie.

In physiologischer Beziehung trennt der Nasenboden als Munddach die oberen Eingänge der Luft- und Speisewege. Der hinterste Teil, der weiche Gaumen, bildet die bewegliche Verschlussklappe. Seine Lähmung bedingt Sprach- und Schluckstörung, Näseln und Verschlucken durch die Nase. Der vordere Teil, die Gaumenplatte des Oberkiefers, ist durch fünf annähernd parallele Sagittalwände, das Septum und die Seitenwände der Nasen- und Kieferhöhle und durch zwei Frontalwände in der Schädelbasis verankert. Die vordere frontale Stützwand und die Kieferhöhlenseitenwand ruhen durch den Orbitalrand und den Jochbogen auf dem Kranium. Die Hinterwand wird versteift durch das Gaumenbein und den Flügelfortsatz des Keilbeins, die zugleich den Hinterpfeiler der seitlichen Nasenwand bilden. Deren vorderster Teil hat in dem Aperturstück und im Stirnfortsatz des Oberkiefers einen sehr festen, zum Stirnbein strebenden Pfeiler. Der schwächste Teil des ganzen Gerüstes ist das Mittelstück der seitlichen Nasenwand, welches die untere Muschel trägt und das Siebbein enthält nebst den Ausfuhrgängen der Nasennebenhöhlen. Das Septum, die einzige am anatomischen Ideal ebene, glatte Stützwand des harten Gaumens, ist im vordersten Teil aus Knorpel und leicht zu verletzen. Aus der Zahl und Lage dieser

Stützen und ihrer gegenseitigen Verwachsung ergibt sich ohne weiteres
die günstige Aussicht für die meisten Oberkieferbrüche bezüglich der
späteren Kaufestigkeit. Es müssen schon ausserordentliche Zerstörungen
im Gesichtsschädel Platz greifen, um dem Munddach und den Oberkieferzähnen alle Widerlager an der Schädelbasis zu rauben. Für uns im
besonderen ist diese Lage der Dinge wichtig, weil das beschriebene Stütz-
system zugleich den knöchernen Rahmen der Nase und ihrer Nebenräume bildet. Unsere Eingriffe, welche die Schussfolgen im Nasengebiet
heilen sollen, müssen soviel wie möglich von den Stützen erhalten.

Die Funktion der Nase und ihrer Nebenhöhlen ergibt sich aus
ihrer Eigenschaft als Geruchsorgan und Luftpforte. Die aus der Lamina
cribrosa des Siebbeins von der vorderen Schädelgrube herunterkom-
menden Riechnerven endigen schon im oberen Nasengang am Septum
und der inneren Siebbeinwand. Die Kieferschüsse erreichen dieses Gebiet nur selten. Aber tiefer entstehende Verwachsungen der inneren
Nasenwände schliessen es vom Luftwechsel ab und behindern den Geruch, der sofort wieder da ist, wenn die Verwachsungen gelöst sind.
Auch bei den schwersten Granatverletzungen, denen grosse Teile des
Nasen- und Nebenhöhlensystems zum Opfer fielen, so dass die Chirurgen
des Kieferlazaretts die Nase aus einem Material wieder aufbauen mussten,
das von anderen Körperstellen hergeholt war, blieb der Geruch intakt.
Diese günstige Prognose ist für die Genussfähigkeit der Verwundeten
wesentlich wegen des innigen Zusammenhangs zwischen Geruchs- und
Geschmacksempfindungen.

Der durch die Saugwirkung des aktiv erweiterten Brustraumes in
die Nase gezogene Luftstrom geht in der normal gebauten Höhle den
Weg der geringsten Widerstände vom Nasenvorhof über das Vorderende
der unteren Muschel und zwischen mittlerer Muschel und Septum zum
Nasenrachen, wo er im Ansatzgebiete der Rachenmandel auftrifft, um
von da in zwei Teilströmen rechts und links vom Zäpfchen an der Mandel
vorbei zum Kehlkopfeingang zu streichen. Auf diesem Wege wird die
Luft erwärmt und mit Wasserdampf abgesättigt. Wichtig in diesem
Sinne sind die sehr blutreichen Schleimhautstellen am Tuberculum septi
und an den Vorder- und Hinterenden der Nasenmuscheln, sowie der
lymphatische Rachenring. Die vorderen Schwellkörper sind gleichzeitig
Reflexpunkte, von denen aus Temperatur und mechanisch-chemische
Reize der eingeatmeten Luft über das Ganglion spheno-palatinum auf
das Gefässsystem des Auges und des Gesichtes weiterwirken. Ihre Zer-
störung durch Schüsse ist also nicht gleichgültig, und die Chirurgie der
Innennase muss, was sie kann, an Schleimhaut schonen.

Jede Einatmung verdünnt die Nebenhöhlenluft, deren herausgesogener Teil der eingeatmeten Aussenluft Wärme und Feuchtigkeit mitbringt. Im Augenblick nach der Einatmung federt Aussenluft in die Nebenhöhlen, wo sie erwärmt und mit Wasserdampf abgesättigt wird. Bei den im mittleren Nasengang mündenden vorderen Nebenhöhlen, Kiefer-, Siebbein- und Stirnhöhlen, die das Auge unten, innen und oben umlagern, wirkt dieser Luftwechsel ähnlich wie bei dem vorderen Schwellkörpergebiet reflektorisch auf die Gefässregulation im Auge und Gesicht. Bei den hinteren, im oberen Nasengang mündenden Nebenhöhlen, hinterem Siebbein und Keilbein verteilt die Windkesselwirkung die Atemluft in die Riechspalte hinauf. Ausserdem reguliert das Ein- und Ausfedern der Nebenhöhlenluft die ruhige Atmung in geringem Grade. Mink in Utrecht hat dieses noch keineswegs geklärte Gebiet der Physiologie in letzter Zeit wieder fesselnd dargelegt und neben mancher schönen Lösung neue Fragestellungen gebracht.

Die ausgeatmete Luft bevorzugt den Weg durch den unteren Nasengang.

Die Atemluftwege sind bei vielen Menschen, ohne dass sie es wissen und empfinden, durch Septumanomalien und daraus folgende Muschelschwellungen einseitig verlegt. Ein geringes, neu hinzukommendes Hindernis erzwingt Mundatmung mit all ihren üblen Folgen, die bei einem Kieferverletzten mit erschwerter Ess- und Schluckfähigkeit doppelt ins Gewicht fallen. Die vermehrte Reibung in der Nase erfordert stärkere Saugung beim Ein-, stärkeren Druck beim Ausatmen, also einen Luxusverbrauch an Lungenelastizität und Herzkraft (Müller-Lehe), führt ausserdem sehr bald zur Stauung in der Nasen- und Nebenhöhlenschleimhaut mit Neigung zu vermehrter Sekretion und Polypenbildung. Diese anatomischen und physiologischen Erwägungen machen es uns zur Pflicht, die durch Schusswirkung verletzte Innennase nach Möglichkeit wieder auf die physiologische Norm zu bringen, indem wir den verlegten Atemweg freimachen und die kranken Nebenhöhlen in einer Weise behandeln, die ihnen ihre Windkesselfunktion wiedergibt und dem harten Gaumen keine wichtigen Stützen nimmt.

127 von unseren 250 Fällen hatten Schussfolgen in der Nase und den Nebenhöhlen. Vom Patienten empfunden wurde meist die Atemstörung und die Eiterung. Wir sehen ab von den groben Zerstörungen der Aussennase, an denen der Chirurg seine Aufgabe findet und meist Granatwirkungen sind. Je höher und weiter nach hinten die Schussbahn liegt, desto grösser pflegt der Schaden in der Innennase zu sein.

Das grösste Atemhindernis geben die Synechien ab. Am ungünstigsten liegen sie im Nasenvorhof; Flügel- und Septumwand sind verletzt; Blutreste, Eiter und gequollene Gewebsfetzen bilden die Brücke, aus der sich die meistens breite vordere Epidermissynechie entwickelt, die durch einfache Trennung und gewöhnliche Nachbehandlung so gut wie nie zu heilen ist, weil den Weichteilen die feste Stütze des zerschossenen Flügelknorpels fehlt, so dass bei der Überhäutung der getrennten Stellen das Nasenloch schrumpft. Hier müsste schon die erste Versorgung nach dem Schuss die zerrissenen Teile auseinanderhalten und das zertrümmerte Knorpelgerüst stützen, damit kein Gewebe verloren geht und die vom Perichondrium ausgehende Kallus- und Narbenbildung sich von vornherein der gewünschten Form des Naseneinganges anpasst. Am einfachsten leisten das Gummiröhrchen. Bei tieferen Nasenschüssen sollten gleich nach dem Schuss die zerschossenen Schleimhautfetzen entfernt und an den Durchschussstellen glatte, reizlose Trennschichten bis zur Überhäutung eingelegt werden, dann entstünden keine Synechien. Wird aber nur die äussere Epidermiswunde ohne Beachtung der Innennase behandelt, dann verwachsen die Lochränder der Durchschüsse benachbarter Schleimhautwände gegenseitig, z. B. an unterer oder mittlerer Muschel und Septum. Die Breite der Verwachsung bestimmt das Atemhindernis. Die Narben stehen unter der dauernden Zugspannung des Skelettrahmens. Ihr Schleimhautüberzug verzieht sich leichter auf seiner Unterlage als die Epidermis des Nasenvorhofs. Infolgedessen pflegen die tiefen Synechien mit der Zeit zu schrumpfen und zu dünnen Strängen zu werden, wo nicht mitgerissene Knochenstücke der Seitenwände mit dem Septum verkeilt sind.

Das anatomische Ideal der symmetrischen Innennase mit geraden, glatten Septumflächen ist selten. Daher sind die Synechien auf der konvexen Seite der Verbiegung meist breiter und massiger als auf der hohlen Seite. Alte, zu dünnen Strängen geschrumpfte Synechien bleiben auseinander, wenn man sie mit einer Schere getrennt hat. Man sieht die Schnittränder auf beiden Seiten zurückfedern. An Septumleisten, die schon vorher womöglich die untere Muschel berührten, bilden sich nach einfacher Durchtrennung die Synechien trotz wochenlanger Nachbehandlung immer wieder. Erst wenn die submuköse Resektion der verformten Teile dem Septum die anatomisch richtige Gestalt gegeben hat, bleiben die Wiederverwachsungen aus. Bei höhersitzenden Schüssen verwächst das Septum gern knöchern mit der mittleren Muschel, von der dann ein Stück geopfert werden muss. Geruchsstörungen sind selten, weil gewöhnlich immer noch ein enger Luftweg nach dem oberen Nasengang frei bleibt, der dann windkesselartig wie eine Nebenhöhle wirkt.

Hinter und in den Synechien, auch in den Durchschussstellen des Septums und der Nasenwände finden sich oft nach Monaten noch tote Knochensplitter, die granulierende Eiterungen unterhalten.

Wenn die Synechien auf der konvexen Seite des in 37 Fällen durchschossenen Septums lagen, wurde es submukös reseziert. Auch bei den Friedenserkrankungen der Nase hat sich dieser Eingriff in einzigartiger Weise bewährt und ist in seiner Indikation und dem Erfolge einer der besten Eingriffe in der Chirurgie der oberen Luftwege. Die Operation wurde bei 30 Kieferschussverletzten gemacht. In manchen Fällen hatten sich die Durchschusslöcher spontan geschlossen oder lagen zwischen den Synechien beider Seiten. Bei anderen war der Defekt fünfmarkstückgross und noch grösser, so dass vom Septum nur die hintere Kante stehengeblieben war. In einem Falle von Granatverletzung mit Bruch des Processus pterygoideus einer Seite war eine choanale Atresie entstanden. Bei einem anderen war die linke häutige Nasenwand mit dem Flügel und der vorderen Kieferhöhlenwand weggeschossen; auch das Aperturstück fehlte, man sah in die offene Kieferhöhle und von innen auf die untere Muschel und die mit dem Septum verwachsene mittlere Muschel. Der vorderste Abschnitt des knorpeligen Septums war nach links luxiert und mit dem Nasenstegrest an der linken Oberlippe festgewachsen. Die Vorderkante des hinteren Septumstückes war mit der nach links verzogenen Aussenwand des rechten Naseneingangs bis auf einen schmalen Durchgang verwachsen, so dass der Mann bei zugepflasterter Aussenwunde durch den rechten Naseneingang und die linke Nasenhöhle atmete.

Die therapeutische Hauptarbeit galt den schusskranken Kieferhöhlen. Die Diagnose ergab sich aus der Besichtigung der Nase, der Taxierung der Schussbahn, der Durchleuchtung mit der Vohsenlampe, dem okzipitofrontalen Röntgenbild, der Druckempfindlichkeit, der Punktion im unteren Nasengang und der direkten Besichtigung der Höhle durch etwa vorhandene Mundfisteln. Viele Höhlen standen durch den Schusskanal in sondierbarer Verbindung mit der Nase.

Ausser bei den 31 radikal operierten Kieferhöhlen wurden bei 56 Zeichen vorhandener oder überstandener Krankheit gefunden. Die meisten Heilungen ohne spezielle Operation gab es bei den nach aussen und in die Nase breit offenen Granatverletzungen. Hier stauen sich keine Sekrete. Frühzeitig verwachsen Nasen- und Nebenhöhlenschleimhaut miteinander und Knochensequester werden rechtzeitig entfernt. Im Röntgenbild geben diese Höhlen die Schatten ausgiebiger narbiger Verödung. Bei einer grossen Anzahl kranker Höhlen bestanden Mund-

fisteln, durch die die Höhle wochen-, monate-, bisweilen über ein Jahr
lang ausgestopft, drainiert und gespült worden war, mit keinem anderen
Erfolg, als dass die Höhle, soweit sie nicht narbig verödete, weiter eiterte
und die Fistel gar nicht mehr oder nur schwer zu schliessen war. Am
einfachsten saugt man die Sekrete durch enge, sterile Glasansätze mit
einer Wasserstrahlpumpe ab. Die Spülbehandlung, die bei vorüber-
gehenden akuten Eiterverhaltungen Gutes leistet, sollte in allen Fällen
chronischer Schusseiterung nicht mehr angewandt werden. Denn erstens
richtet sie den Flimmerbesatz des Nasenepithels zugrunde, das physio-
logisch nur zur Berührung mit der Atemluft und den normalen Absonderungen der Nase bestimmt ist. Zweitens wird infektiöse Masse in andere,
noch gesunde Nebenhöhlen geschwemmt und infiziert diese. Drittens
wirken wiederholte Spülungen oberflächlich reizend und unterhalten die
dauernde Entzündung und Verdickung der Schleimhaut. Viertens ver-
leitet die Spülbehandlung zum künstlichen Offenhalten alter oder gar zur
Anlage neuer Mundfisteln, womit die Ausheilung der Höhlen geradezu
verhindert wird. Und fünftens wird die Heilung der Mundfistel, die
oft selbst bei Eiterungen spontan eintritt, für alle Zeit unmöglich gemacht. Der operative Verschluss grosser Mundfisteln ist keine Kleinig-
keit, wenn grössere Alveolar- oder Gaumenstücke fehlen. Wird gar die
Narbe gezwungen, sich nach einem dauernd liegenden Drainrohr zu formen,
dann bildet sie in dem elastisch gespannten Narbenlager der Wange
ein starres Rohr, das jede Sekundärnaht, auch nach der sorgfältigsten
Anfrischung und Schleimhautlappenbildung wieder aufzieht. Man muss
dann schliesslich zufrieden sein, eine 3 cm lange Fistel auf 1 oder $\frac{1}{2}$ cm
verkleinert und durch breite Nasenverbindung für die Ausheilung der
kranken Höhle gesorgt zu haben. Sicherheit des Erfolges gibt bei der
ganzen Behandlung der Kieferhöhlenschusseiterungen nur die Radikal-
operation, die die ganze Schleimhaut der kranken Höhle ausräumt und
eine breite Dauerverbindung mit der Nase schafft.

Schon von Natur ist die Kieferhöhle beim Menschen schlechter
gestellt als die anderen Nebenhöhlen, weil ihre Mündung fast am höchsten
Punkt liegt, während die anderen nach unten ausmünden. Phylogenetisch
ist diese Unzweckmässigkeit erst mit dem aufrechten Gang entstanden.
Beim vorhängenden Kopf liegt das Ostium maxillare viel günstiger.
Dem trägt jede brauchbare Methode der Kieferhöhlenoperation Rech-
nung, indem sie die Verbindung auf den Nasenboden legt und durch
Einpflanzung des den unteren Nasengang seitlich begrenzenden Periost-
schleimhautlappens in die Kieferhöhle ein Wiederzuwachsen verhindert.
Von diesem Lappen aus überzieht sich die operierte Höhle in 3—6 Wochen

mit neuer gesunder Schleimhaut. Damit die zu überhäutende Fläche möglichst klein wird, nimmt man von der Vorder- und Seitenwand der Höhle soviel Knochen weg, wie die Stützverhältnisse des harten Gaumens erlauben. Dann pressen sich die Wangenweichteile in den knöchernen Rahmen ein und befördern die narbige Verödung des Randteiles der Höhle.

Unsere Fälle wurden nach Denker oder Luc-Caldwell operiert. Die erstere Operation ist aber zugunsten der anderen aufgegeben worden, weil sie durch Wegnahme des Aperturstückes dem Gaumen den wertvollen Vorderpfeiler der seitlichen Nasenwand nimmt. Bei unseren Verletzten sind meist mehrere Stützwände gebrochen, vielfach ist auch das Septum reseziert, so dass man mit dem vorhandenen Knochenmaterial sparen muss. Bei einzelnen, mit Spülung vorbehandelten Fällen war das Siebbein miterkrankt und wurde ausserhalb der Knochenschleimhaut des mittleren Nasengangs unter Erhaltung der mittleren Muschel mitausgeräumt. Die untere Muschel wurde peinlichst geschont. Ein durchgreifender gesetzmässiger Zusammenhang zwischen Art der Eiterung, Schleimhautcharakter, Krankheitsdauer und Schussart konnte auch bei eingehender Kritik der operierten Fälle nicht gefunden werden. Die Nachbehandlung beschränkte sich auf direktes Absaugen der Sekrete von der Nase aus und Wärmeapplikation in der Form von Kopflichtbädern und dauerte in der Regel drei Wochen.

Weit nach hinten liegende quere und sagittale Oberkieferschüsse und Schüsse der Kiefergelenksgegend berührten ziemlich oft das Schläfebein, in dem das Gehörorgan eingebettet liegt. Die Wirkungen auf die drei Ohrabschnitte, äusseres, mittleres und inneres Ohr, lassen sich im allgemeinen gut auseinanderhalten. Die direkten Wirkungen betrafen besonders die Muschel und den Gehörgang, seltener das Mittelohr (Pauke, Tube und Nebenräume) und nur in einzelnen Fällen das Labyrinth und den Hörnerven. Viel häufiger als alle anderen Ohrschäden zusammen waren die indirekten Schädigungen des Innenohres. Das Trommelfell litt bei Gehörgangszerreissungen und durch die akustische und mechanische Erschütterung bei Schall und Knall. Für den knöchernen Gehörgang war die Lage seiner Vorderwand hinter dem Kiefergelenk oft verhängnisvoll. Sein inneres Ende, der Paukenring, ist durch das Trommelfell verschlossen, in dem der Hammer eingesponnen liegt, der die Schallwellen vom Trommelfell aufnimmt und über Amboss und Steigbügel durch das ovale Fenster aufs innere Ohr überleitet. Die Paukenver-

bindungen mit der Nase durch die Tuba Eustachii und mit den pneu-
matischen Mastoidräumen sind wichtig für die Entstehung akuter Eiterungen und das Weitergreifen von Infektionen auf den in der hinteren
Schädelgrube ins Felsenbein eingegrabenen Sinus sigmoideus und den
das Felsenbein im Falloppischen Kanal durchsetzenden Nervus facialis,
der mit dem Gehörnerven in den inneren Gehörgang eintritt, über dem
Promontorium die Pauke durchquert, dann steil hinter der hinteren
Gehörgangswand nach unten läuft und das Felsenbein durch das Foramen
stylo-mastoideum wieder verlässt, nach vorne umbiegt, um sich in dem
der Parotis eingeflochtenen Pes anserinus in seine einzelnen Äste zu
teilen. Der Facialis kann also bei Brüchen des inneren und äusseren
Gehörganges, bei Verletzungen der medialen Paukenwand und bei allen
möglichen Weichteilzerreissungen am Seitenteil der Schädelbasis und
vor dem Ohr leiden.

Äusseres und Mittelohr dienen funktionell lediglich der Schall-
leitung, während das innere Ohr im unteren, vorderen Anteil des Laby-
rinths, der Schnecke, die akustischen Endorgane des 8. Hirnnerven enthält. Die Schnecke ist nach heute allgemein geltender Ansicht der einzige
Sitz der Schallwahrnehmung. Ihr Sinneskörper liegt in dem zwischen
der perilymphatischen Pauken- und Vorhofstreppe ausgespannten Ductus
cochlearis. Das Neuroepithel wird ebenso wie das in dem Rosenthal-
schen Kanal der Schneckenspindel liegende Ganglion ausserordentlich
leicht durch Verletzungen und schon durch blosse Erschütterung geschädigt.

Der obere, hintere Labyrinthabschnitt enthält in dem Vorhof-
Bogengang-Apparat mit den Endigungen des Nervus vestibularis ein
Gleichgewichtsorgan. Die Sinneskörper, die Maculae sacculi et utri-
culi und die Cristae ampullares der drei Bogengänge liegen ebenfalls
in einem von Perilymphe umspülten endolymphatischen Raum und sind
nicht so empfindlich gegen Schäden wie das Cortische Organ. Wenn
wir uns die feste Einfügung des Schläfebeins im Schädel vor Augen
halten, dann müssen wir, wie es schon die Friedenserfahrung der Unfallpraxis nahelegt, bei allen Schädelschüssen mit Veränderungen im Innen-
ohr rechnen. Wir können die physiologische Funktion beider Innen-
ohrabschnitte in exakter Weise prüfen. Besonders die Bogengangs-
prüfung hat wie wenig andere Methoden medizinischer Untersuchung
den Vorzug, dass die vestibularen Reaktionsbewegungen dem Willen
des Kranken entzogen sind und nicht nach seinen subjektiven Angaben
bewertet werden müssen.

Bei der Prüfung des Gehörs setzen wir nach der Helmholtzschen

Theorie voraus, dass das Cortische Organ ein Resonator ist, dessen Saiten von der basalen Schneckenwindung zur Spitze hin länger werden; dass die Schneckenbasis, die dem Mittelohr am nächsten liegt und von diesem aus am leichtesten geschädigt wird, die hohen Töne wahrnimmt; dass die allgemeine Schädigung der Schnecke, ihres Ganglion oder Nerven das Gehör für jede Art der Wahrnehmung allgemein vermindert und die Tongrenzen, besonders die obere, einschränkt, während Unterbrechungen der Schalleitung ohne Innenohrschaden nur die untere Tongrenze heraufsetzen, die Wahrnehmung durch die Luft vermindern, durch den Knochen verlängern. Daher ist zur Annahme einer Innenohrschädigung verminderte Knochenleitung kennzeichnend. Praktisch kann jede Art der Ohrschädigung quantitativ beliebige Grade an jedem einzelnen Ohr erreichen. Während aber die Schalleitungshindernisse oft harmlos und leicht zu beseitigen sind, geben die Innenohrschäden schlechte Heilaussicht.

Wir prüfen das Gehör mit Flüstersprache, leisester, eben tönender und mit gewöhnlicher Umgangssprache und schalten das nicht geprüfte Ohr durch Traguspresse oder durch Baranys Lärmtrommel aus. Das Sprachgehör lässt schon aus der Hörweite und der hohen oder tiefen Tonlage verstandener Prüfworte Schlüsse auf den Sitz des Schadens zu. Eine genaue Gehörsprüfung erfordert aber unter allen Umständen die Untersuchung mit Stimmgabeln, die durch Bezold ausgebaut worden ist und bei der die ausgefallenen Hörbezirke der Schnecke und die Veränderungen des Gehörs in quantitativer Hinsicht durch Vergleich mit einem normalen Gehör genau festgelegt werden können.

Schädigung des statischen Organs erkennen wir an spontanen Gleichgewichtsstörungen, Rombergschem Schwanken, wobei stets die Fallrichtung wichtig ist, spontanem rhythmischem Augenzittern und Vorbeizeigen und -gehen an gegebenem Ziel bei geschlossenen Augen. Die experimentelle statische Prüfung, deren Methodik eng mit dem Namen von Barany verknüpft ist, fusst auf der Voraussetzung, dass wiederholte Drehungen um die Körperachse von beiden Labyrinthen aus Fallreaktionen und einen der Drehung entgegengesetzten Nystagmus auslösen, der seine Richtung im Verhältnis zum Kopf bei jeder Haltung bewahrt; und dass einseitige Abkühlung oder Erhitzung eines Gehörganges durch Wasser- oder Luftstrom von bestimmter Wärme Nystagmus, Fall- und Zeigereaktionen typischer Art ergeben, deren Richtung von der Kopfhaltung beeinflusst wird, und etwa vorhandene spontane vestibuläre Gleichgewichtsstörungen typisch verändern. Die Drehprüfung erregt immer beide Labyrinthe durch parallel gerichtete endo- und peri-

lymphatische Strömungen, doch bestehen für die einzelnen Bogengangs-
ampullen optimale Reizrichtungen, so dass man schon aus dem Erfolg
der Drehungen Schlüsse auf den Zustand der einzelnen Labyrinthe
ziehen kann. Ausserdem erlaubt die Feststellung der Reizschwelle und
des maximalen Reizeffektes Schlüsse auf die allgemeine vestibulare Erregbarkeit und zentrale Störungen. Die kalorische Prüfung nimmt jedes
Labyrinth einzeln vor und zeigt, ob ein Labyrinth überhaupt erregbar
ist. Die dabei entstehenden Fall- und Zeigereaktionen geben wertvolle
Anhaltspunkte für den Zustand des Kleinhirns und der vestibularen
Kleinhirnbahnen. Rhese hat diese Fallreaktionen in ein System zu
bringen versucht. Die Vestibularreaktionen eines oder beider Labyrinthe
sind immer doppelseitig und parallel für beide Körperhälften. Die Klein-
hirnreaktionen, um deren Erforschung ebenfalls Barany grosse Ver-
dienste hat, liegen meist auf der kranken oder beeinflussten Seite.

In unseren Fällen war die Ohrmuschel neunmal verletzt, zum
Teil durch kleine Streifwunden oder glatte Durchschüsse. Ein Sagittal-
schuss, der den ganzen rechten Jochbogen zersplittert hatte, spaltete
die Ohrmuschel in zwei gleichgrosse Hälften; ein anderer schlug die
untere Ohrmuschelhälfte glatt ab, die im Kieferlazarett plastisch ersetzt wurde. Einfache Wunden heilten rasch unter schwarzer Salbe
ohne Knorpelhautentzündung.

20 mal war der Gehörgang selbst getroffen. In den leichtesten
Fällen war nur der häutige Teil vorn oder unten zerrissen. Hier bildeten
sich sehr rasch Narben und Strikturen, die erst durch monatelange
Gummirohrdehnung für die Dauer erweitert werden konnten. Recht-
zeitige Stützung des zerrissenen Hautschlauches durch Gummiröhrchen
hätte die Entstehung der Striktur in jedem Fall verhindert. Es kam
vor, dass der häutige Gehörgang völlig aus seinem Knochenlager heraus-
gerissen war. Bei einer Granatverletzung des linken Oberkiefers schwamm
er z. B. mit der Muschel und der Haut der Ohrgegend auf einem grossen
Abszess. Nach Entleerung des Eiters liess er sich antamponieren und
wuchs wieder fest. Die durch die infizierte Trommelfellruptur entstandene Mittelohreiterung heilte aus.

Der innere häutige Abschluss des Gehörgangs, das Trommelfell,
hatte in 24 Fällen auf einer oder auf beiden Seiten gelitten. Zum Teil
waren die Rupturen glatt oder narbig geheilt. Einzelne bestanden noch
und waren trocken. Andere waren infiziert, so dass das Mittelohr eiterte.
Es kann nicht genug vor der „Behandlung" frisch verletzter Trommel-
felle gewarnt werden; Cerumen soll man vorsichtig mit dem Häkchen
entfernen, wie es bei 32 unserer Fälle mit obturierenden Pfröpfen ge-

schehen ist. Die Pfröpfe können auch ruhig sitzen bleiben. Wenn dahinter wirklich eine Ruptur sitzt, so ist sie gut geschützt. Auch wenn sie klein ist und schnell heilt, sieht man doch nach Wochen noch Spuren davon in Form von Blutborken. Die Trommelfellepidermis wächst nämlich vom Zentrum nach der Peripherie, von da auf der Gehörgangshaut mit dieser nach aussen. Bei einem 13 Tage nach dem Schuss untersuchten Fall sassen noch Blutborken auf dem hinteren Rande der sehr grossen Ruptur. Zwei Monate später war die Ruptur unter Watteverschluss geheilt; die Blutkruste sass auf der hinteren knöchernen Gehörgangswand. Die Wanderung war alle paar Tage kontrolliert worden. Die meisten Trommelfellrupturen waren veraltet, hatten schon glattgezogene Ränder und nicht mehr ihre ursprüngliche Form.

Die schwersten Gehörgangszertrümmerungen gab es bei Kiefergelenksschüssen. Am meisten litt dabei die vordere Gehörgangswand. Bei einzelnen Schüssen wurde auch der Warzenfortsatz und die mediale Paukenwand zertrümmert. Wo der Gehörgang durch die Kallusbildung verengt und die Eiterung geheilt war, wurde nicht mehr eingegriffen. Bei drei Splittereiterungen wurde aufgemeisselt. Infolge der unregelmässigen Knochenzerstörungen waren atypische Radikaloperationen nötig. Bei einem sass das zersplitterte Schrapnell noch auf dem Felsenbeinkanal der Carotis interna; es hatte die Tube und das Promontorium zertrümmert, die Schneckenfunktion zerstört, aber den hinteren oberen Labyrinthabschnitt weder berührt noch infiziert. Er funktionierte noch, wenn auch quantitativ anders als die gesunde Seite. Bei einem Paukendachbruch durch Stauchung des Unterkiefers schimmerte ein Bluterguss durch das Trommelfell schwarzbläulich durch (Hämatotympanon). Bei einem nicht infizierten Mastoidbruch sah man Blut aus der Tube abfliessen und war das Gewebe der betreffenden seitlichen Pharynxwand schwarz unterlaufen.

13 mal war der Facialis verletzt, 11 mal komplett gelähmt, 2 mal funktionierte der Mundast noch. Die günstigste Aussicht für die Naht gibt der glatte Durchschuss dicht unterhalb dem Foramen stylo-mastoideum vor der Aufsplitterung des Nerven im Pes anserinus. In einem derartigen Fall hat der Chirurg des Kieferlazaretts den Nerven genäht. Ist er aber im Faloppischen Kanal zerrissen oder im Pes anserinus getroffen wie bei den Tangentialschüssen unter dem Jochbogen, dann ist seine Funktion verloren. Ausser der Entstellung besteht eine gewisse Gefahr für das nicht mehr schliessbare Auge. Bei einem Verwundeten der Klinik, der allerdings nicht dem Kieferlazarett entstammte, wurde das Auge auf Wunsch des Kranken selbst wegen der immer wieder-

kehrenden Hornhautentzündung in der hiesigen Augenklinik heraus-
genommen. Der Facialis steht Verletzungen ungleich ungünstiger gegenüber als alle anderen am Felsenbein aus dem Schädel tretenden Hirnnerven, weil er in dem langen engen Knochenkanal eine grosse Gefahren-
zone durchläuft und auch durch indirekte Schusswirkungen leicht erfasst wird und weil seine oberflächliche Gabelung, der Pes anserinus,
ein verhältnismässig grosses Angriffsfeld bietet, das schlecht verschieb-
lich in der Parotis festliegt, so dass der Nerv nirgends dem Geschoss
ausweichen kann. Am günstigsten liegen in dieser Hinsicht der Hypoglossus, Lingualis, Akzessorius und Glossopharyngeus, die in Weichteilen
krumm verlaufen und vor dem Geschossdruck ausweichen können.
Etwas leichter leidet der Vagus, der straffer in dem Gefässnervenbündel
ausgespannt ist. Doch handelt es sich bei den überlebenden Vagusverletzungen oft um Fernwirkungen.

Die Beschwerden bei unseren Ohrenfällen waren abgesehen von
Schmerzen und Eiterungen Schwerhörigkeit aller Grade, Ohrensausen
und Schwindel. 50, auch solche, die keine Klagen vorbrachten, wurden
genau auf Gehör und Gleichgewicht untersucht mit dem Ergebnis, dass
nicht nur die direkten Ohrschüsse, sondern auch fast alle Oberkiefer-
und viele reine Unterkieferschüsse schwere Innenohrschäden gesetzt
hatten; teils lokalisierbare Ausfälle in der unteren Schneckenwindung,
teils allgemeine Kochlearisschäden und in fast allen Fällen Störungen
der Vestibularfunktion einer oder beider Seiten.

Zwischen Verwundung und Prüfung lagen 3 Wochen bis 21 Monate,
so dass bei vielen die subjektiven Beschwerden abgenommen hatten
oder verschwunden waren. Bei den über ein Jahr alten Fallen konnte
der Gehörschaden zum Teil in Übereinstimmung mit den Friedenserfahrungen der Unfallpraxis als endgültig angesehen werden. Manche,
mehrfach geprüfte, glaubten nach einiger Zeit besser zu hören; gewöhnlich handelte es sich aber nur um eine bessere Anpassung an das Hören
mit einem, dem besseren Ohr. Die vestibularen Störungen glichen sich
häufiger aus, weil einesteils der Vestibularnerv überhaupt weniger als
der Kochlearis leidet und andererseits bei seiner völligen Zerstörung auf
einer Seite eine zentrale Kompensation eintritt (Passow, Ruttin).

Die schwersten Hörschäden entstanden durch Schüsse, die das
Schläfenbein selber berührten, darunter war allein achtmal einseitige
Taubheit. Ausserdem wurde noch fünfmal einseitige Taubheit gefunden;
dreimal nach reinem Unterkieferschuss und zweimal nach Explosions-
wirkung mit gemischtem und reinem Unterkieferschuss und dem letzten
sicher nur infolge der Explosion; denn die Taubheit entstand erst all-

mählich im Laufe der auf die Verwundung folgenden Wochen; gleichzeitig ging mit dem Gehör die statische Funktion verloren, die bei noch zwei weiteren Fällen auf der tauben Seite fehlte. Sonst fanden sich regellos Vestibularalterationen verschiedener Grade, bald mit erhöhter, bald mit verminderter Erregbarkeit. Bei manchen Fällen liessen sich ausserdem Kleinhirnstörungen nachweisen.

Für den weiteren Verlauf dieser Vestibular- und Kleinhirnschäden lässt sich an Hand der Friedenserfahrungen erwarten, dass sie manchem Verwundeten noch lange zu schaffen machen, sich bisweilen wohl auch noch steigern werden, so dass die Leute ihren Beruf wechseln müssen. Alexander in Wien galvanisiert diese Fälle, aber es kommt kaum etwas dabei heraus. Über die beruhigende Wirkung allgemeiner Fürsorge hinaus ist wenig zu erreichen.

Alle Kopfschüsse mit Gehörs- und Schwindelklagen sollten auf ihre Innenohrfunktion untersucht werden. Wenn wir auch nicht imstande sind, den pathologischen Vorgang zu beeinflussen und die verlorengegangene Sinnesfunktion wiederherzustellen, können wir doch die Berechtigung mancher Klagen scheinbar gesunder Leute aufdecken und sie vor ungerechter Beurteilung gewisser versteckter Folgen ihres schweren Gesichtsschädeltraumas behüten und ihnen die falsche Abschätzung ihrer Erwerbsfähigkeit nebst der daraus folgenden Verbitterung ersparen.

Zur Indikationsstellung für die Anwendung der verschiedenen Kieferstützapparate.

(Schluss.)

Von

Professor **Christian Bruhn**, Düsseldorf.

Mit 63 Abbildungen im Text[1]).

Wesentlich geringer wie bei Verletzungen des horizontalen Astes pflegen die Dislokationserscheinungen bei Verletzungen des Unterkieferwinkels und aufsteigenden Astes zu sein. Die hier zur Richtigstellung und Festhaltung angewandten Apparate sind dieselben, wie wir sie zur Beseitigung der Dislokationen gebrauchen, die durch Kontinuitätstrennungen an anderen Stellen des Unterkiefers verursacht werden. Es erübrigt sich daher, auf die Indikation ihrer Anwendung besonders einzugehen.

Als eine eigentümliche besonders häufig nach Verletzungen im Unterkieferwinkel beobachtete Erscheinung dürfte die hartnäckige Neigung des Kiefers gelten, nach erfolgter knöcherner Verheilung des Bruches sich in der Funktion nach der verletzten Seite hin zu verschieben. Diese Abweichung ist in der Mehrzahl der Fälle auf eine Verkürzung der verletzten Kieferhälfte zurückzuführen, deren Entstehung sich gerade bei Verletzungen im Kieferwinkel und aufsteigenden Aste mit mehr oder minder grossem Substanzverlust oft weder auf chirurgischem Wege noch durch die Richtigstellung der Bruchstücke vermeiden lässt.

Wir haben dieser Verschiebungsneigung in manchen Fällen dadurch entgegengewirkt, dass wir auf der gesunden Seite eine von mehreren

---

[1]) Die Zusammengehörigkeit der Abbildungen unter sich ist durch eine der fortlaufenden Abbildungsnummer zugefügte römische Ziffer gekennzeichnet.

Zähnen getragene Überkappung anbrachten — eine Brücke — die mit einer an der bukkalen Fläche der oberen Zähne sich heraufschiebenden Aufwulstung versehen war, durch die der Zusammenbiss der Zahnreihen in der richtigen Stellung zueinander gewährleistet wurde. Wir sehen in (I.) Abb. 1 eine solche Brücke von der Seite, in Abb. 2 in der Aufsicht, während Abb. 3 die Brücke im Munde zeigt.

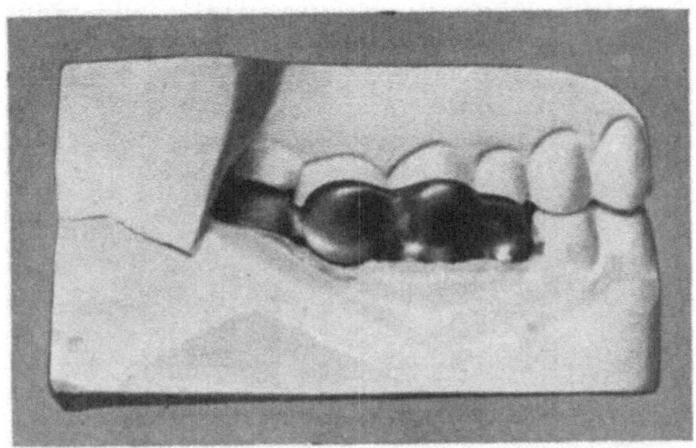

I. Abb. 1.

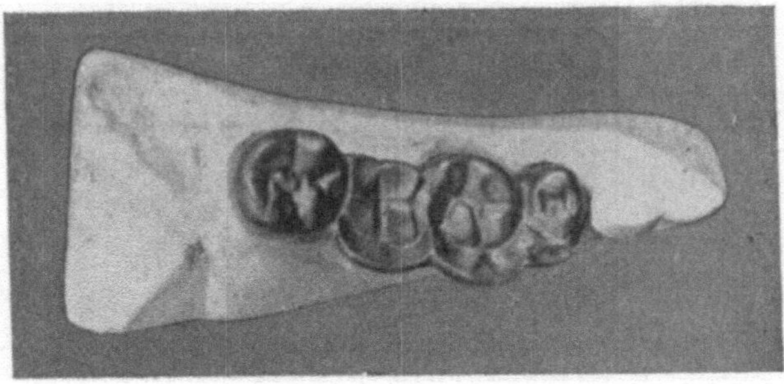

I. Abb. 2.

Die zur Bekämpfung der bei Verletzungen des aufsteigenden Astes und seiner Umgebung häufig auftretenden Kieferklemme angewandten Apparate und Vorrichtungen werden in einem besonderen Kapitel zur Darstellung kommen, in welchem wir das grosse Gebiet der Kieferklemme als Folgeerscheinung der Schussverletzungen des Kiefers zu behandeln gedenken. Wir gehen nunmehr zur Besprechung der bei Verletzungen des Oberkiefers in Anwendung kommenden Hilfsmittel über.

Die anatomischen Verhältnisse, die für die Kriegsbeschädigungen des
Oberkiefers von Bedeutung sind, unterscheiden sich wesentlich von den
bei Unterkieferverletzungen gegebenen Bedingungen. Zunächst haben
wir es hier mit einer aus dünnen Knochenlamellen aufgebauten Konstruktion zu tun, die leicht und, sofern es sich nicht um Querschläger oder
grössere Artilleriegeschossteile handelt, ohne erhebliche Splitterung von
dem sie treffenden Projektil durchschlagen werden kann, indes Schussverletzungen des Unterkiefers infolge der Härte und Sprödigkeit der
Corticalis selten ohne eine starke und für die Schwere der entstehenden

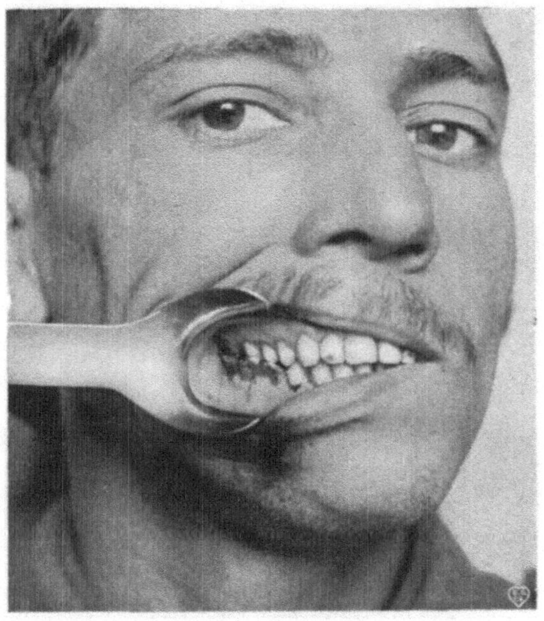

I. Abb. 3.

Verletzung bedeutsame Splitterung einhergehen. Während sodann eine
Kontinuitätstrennung des Unterkiefers zur unmittelbaren Folge hat,
dass die Bruchstücke der eigenen Schwere und dem mannigfach wirkenden Zug der an ihnen inserierenden Muskulatur preisgegeben sind,
finden die Bruchstücke des Oberkiefers durch die Art, wie derselbe in
den Gesichtsschädel eingebaut und mit den Nachbarknochen verbunden
ist, auch bei schweren Schussverletzungen Halt und Stützung an ihrer
knöchernen Umgebung, so dass sie sich leichter in die richtige Stellung
zurückbringen und festhalten lassen, wie dies für die Fragmente des
Unterkiefers möglich ist. Dadurch, dass keine starken Muskelzüge

auf die Oberkieferbruchstücke wirken, ist die Dislokation derselben in der Regel nur durch die Richtung der verletzenden Gewalt und durch die eigene Schwere des Bruchstückes hervorgerufen, auch wird dieselbe nicht nachträglich durch den Muskelzug verstärkt, wie dies bei den Fragmenten des Unterkiefers der Fall ist. Im Ganzen ist der Heilungsverlauf ein einfacherer als bei den Verletzungen des Unterkiefers, derselbe wird besonders dadurch günstig beeinflusst, dass die Sekrete vom Oberkiefer leichter abfliessen können als vom Unterkiefer, in welchem das Wundgebiet leicht immer wieder von Eiter und Speichel überschwemmt und dadurch von Neuem infiziert wird.

Gegenüber diesen für die Heilung günstigen Verhältnissen finden wir bei Oberkieferverletzungen sehr häufig Komplikationen durch die Mitverletzung bzw. Infektion der verschiedenen mit Schleimhaut ausgekleideten Höhlen des Oberkiefers und seiner Umgebung.

Eine Einteilung der Kriegsbeschädigungen des Oberkiefers nach denselben Gesichtspunkten wie sie den im Frieden beobachteten Brüchen von Steinmann, Albert, Le Fort u. a. zuteil wurde, lässt sich nicht durchführen, da die Schussverletzungen des Oberkiefers — und um solche handelt es sich bei der weitaus grössten Mehrzahl der zur Behandlung kommenden Fälle — zumeist ein Verletzungsbild sehr gemischter Natur bieten, das selten ausschliesslich in eine der Gruppen gehört, in die man die Friedensverletzungen des Oberkiefers einzuteilen pflegte. Diese Einteilung geschah, wie nebenbei bemerkt sei, nach äusserst verschieden gewählten Gesichtspunkten. Wir können hier bei Erörterung der Indikation für die Anwendung der verschiedenen Stützapparate eine Gruppierung nur nach den Aufgaben vornehmen, die für die Behandlung des einzelnen Falles in den Vordergrund treten. Hier sind in der Hauptsache vier Sonderaufgaben zu unterscheiden, die allerdings vielfach ineinander übergreifen.

Erstens kann es sich um die einfache Immobilisierung gelockerter Bruchstücke bei Alveolarfrakturen handeln. Daneben ist häufig ein provisorischer Verschluss bestehender Oberkieferdefekte und Perforationen vorzunehmen. Hierfür kommen Vorrichtungen in Anwendung, die zumeist in Verbindung mit von ihnen gehaltenen Verbänden so lange an ihrem Platze bleiben, bis nach der Abheilung des Wundgebietes ein Verschluss der in die Nachbarhöhlen führenden Perforationen auf chirurgischem Wege vorgenommen werden kann oder bis ihre Deckung und der Ersatz der zugrunde gegangenen Teile auf zahnärztlich-prothetischem Wege erfolgt. Drittens können orthopädische Massnahmen zur Richtigstellung verlagerter Oberkieferteile, erforderlich sein, und zwar zur Reponierung dislozierter Fragmente oder bei einer Diastase in der mittleren Gaumenlinie zur Beseitigung der Dislokation eines oder beider Oberkiefer. Als vierte Aufgabe kommt die Aufrichtung des herabgesunkenen Oberkiefers hinzu, die durch extra-intraorale Stützapparate vorgenommen wird, einerlei, ob es sich um eine Transversalfraktur mit Abtrennung des Alveolarfortsatzes und des Gaumengewölbes vom übrigen Gesichtsskelett handelt oder ob das Gerüst eines oder beider Oberkiefer in toto aus seinen übrigen Gesichtsknochenverbindungen gelöst ist.

Dadurch, dass die Verletzungen des knöchernen Oberkiefergerüstes in sehr vielen Fällen mit Weichteilzerreissungen im Bereiche der Lippen, der Nase und der Wange sehr oft auch mit Zerstörungen im Gebiet der Orbita verbunden sind, werden die Aufgaben der Versorgung der Verletzungen des Oberkiefers noch vielseitiger. Über den chirurgischen Wiederaufbau der den Oberkiefer deckenden und ihm benachbarten Weichteile des Gesichts wird an anderer Stelle in diesem Hefte berichtet, wir haben uns hier mit denjenigen Massnahmen zu beschäftigen, die der Stützung des Kiefergerüstes dienen. Zunächst einige Worte über die vorbereitende Behandlung des verletzten Gebietes.

Eine sorgfältige Reinigung und Reinhaltung des Wundbereiches wird durch täglich mehrfach wiederholte Spülungen mit leicht desinfizierenden Lösungen sowie durch ein vorsichtiges Absaugen der Sekrete aus den eröffneten Höhlen vorgenommen. Es hat gleichzeitig sofort eine gewissenhafte Untersuchung und Prüfung des vorhandenen Materials auf seine Erhaltbarkeit stattzufinden. Jedes Knochenstück, das noch einigermassen in einem Zusammenhang mit seiner Umgebung steht, verdient die sorgfältigste Pflege und Stützung. Auch alles vorhandene Zahnmaterial ist darauf zu prüfen, ob es erhalten werden kann, um später eventuell als Träger einer Prothese zu dienen. Es empfiehlt sich, wie die Erfahrung lehrt, sich für die Betrachtung der Zahnwurzeln eines frakturierten Kiefers im Röntgenbilde nicht allein auf die Röntgenkopfaufnahme zu verlassen, sondern von den einzelnen Wurzeln und Wurzelgruppen scharfe Filmaufnahmen herzustellen, an denen genau zu sehen ist, ob durch die einwirkende Gewalt im Wurzelverlaufe keine Splisse und Sprünge entstanden sind, die eine Erhaltung der Wurzeln auf die Dauer nicht zulassen und daher für ihre Benutzung als Träger einer Prothese verhängnisvoll werden könnten. Die in der Nähe der Bruchlinie stehenden Zähne sind nicht nur darauf zu untersuchen, ob sie in ihrer äusseren Form intakt geblieben sind, sondern gleichzeitig darauf zu prüfen, ob die Lebensfähigkeit ihrer Pulpen bestehen blieb. Wir finden bei Brüchen sowohl im Ober- wie im Unterkiefer häufig die Ernährung der benachbarten Zähne dadurch aufgehoben, dass durch die Verletzung die den Zahn versorgenden Gefässe und Nerven mit durchtrennt sind. Aus denjenigen Zähnen, bei denen dies der Fall ist, muss die Pulpa sorgfältig entfernt und der Wurzelkanal gefüllt werden, damit nicht durch die Zersetzung des Wurzelinhaltes eine Infektion des Periostes verursacht wird, die in ihrem weiteren Verlaufe zu Entzündungen und Vereiterungen in der Umgebung des Zahnes führen und dadurch störend auf die Verheilung des nahegelegenen Knochenbruches wirken könnte. Alle nicht mehr ernährten und völlig aus dem Zusammen-

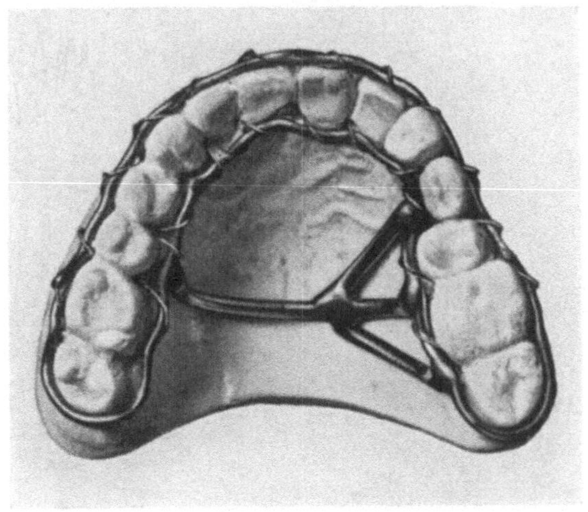

Abb. 4.

hang gerissenen Knochenstücke, ebenso alle Wurzelfragmente sind zu entfernen, bevor die eigentliche Stützung des Kiefergerüstes vorgenommen werden kann. Mit der Stützung des Kiefergerüstes wird sogleich begonnen, nachdem sich die erste Reinigung vollzogen hat und die Möglichkeit besteht im verletzten Gebiet zu arbeiten.

In den Fällen einfacher Alveolarfrakturen des Oberkiefers werden die Fragmente durch einen Drahtverband oder durch fortlaufende gestanzte Kappen, die den Zähnen aufzementiert werden, gestützt. Abb. 4 zeigt einen Drahtverband, der die ganze Zahnreihe des Oberkiefers umfasst und bestimmt ist, ein Bruchstück, das den zweiten Bikuspidaten sowie den ersten und zweiten Molaren der linken Seite enthält, bis zur Verheilung in der richtigen Lage festzuhalten. Um

ein Entweichen dieses Bruchstückes nach rechts und nach innen zu
verhindern, ist von der rechten Seite ein kräftiger in drei Arme aus-
laufender Balken nach links gegen diejenige Stelle des Drahtverbandes
geführt, die den Hauptwiderstand gegen die Dislokationsneigung des
Bruchstückes zu leisten hat. Die Verwendung von Drahtverbänden
zur Feststellung und Stützung der Fragmente bei Alveolarbrüchen des
Oberkiefers hat das Vorhandensein einer grösseren Anzahl fest in den
Bruchstücken stehender Zähne zur Voraussetzung. Bei Anwendung
untereinander verbundener oder fortlaufend gestanzter Kappen, die den
in den Bruchstücken vorhandenen Zähnen aufzementiert werden, lässt
sich auch an wenigen Zähnen ein fester Halt zur Stützung gewinnen,
zumal man von dem Innern der Kappen aus Stifte in die Wurzeln einzelner

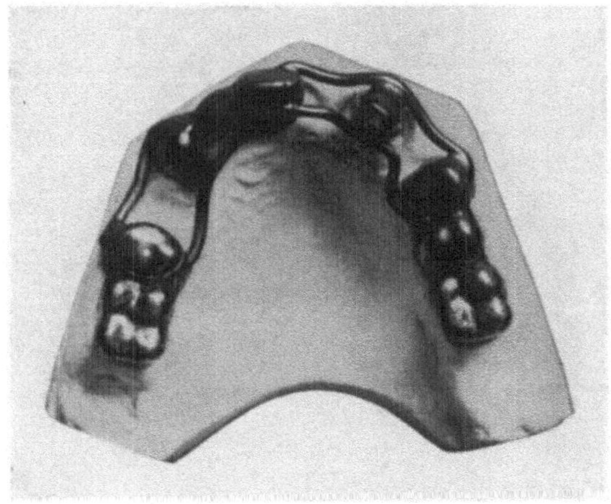

Abb. 5.

devitalisierter Zähne eingreifen lassen kann. Die Verwendung von
Drahtverbänden hat gegenüber den Kappenverbindungen den Vorteil,
dass durch sie die Artikulation der umgriffenen Zähne mit den Zähnen
des Gegenkiefers in keiner Weise gestört wird. Einen Kappenverband
angewandt bei einer mehrfachen Alveolarfraktur des Oberkiefers zeigt
Abb. 5. Durch Metallkappen sind die in den einzelnen Fragmenten
stehenden Zähne gefasst und in der richtigen Stellung zueinander durch
starke Drahtarme untereinander verbunden.

Die den im verletzten Kiefer stehenden Zähnen angelegten Drahtverbände und fortlaufenden Kappen lassen sich vielfach entweder zugleich mit der durch sie bezweckten Stützung gelockerter Alveolarbruchstücke, oder unabhängig von einer solchen, als Träger von Tampons

und Gazeverbänden verwenden, um das Wundgebiet zu bedecken und Perforationen, die von Alveolardefekten oder von Verletzungen des harten Gaumens aus in die Kiefer- bzw. Nasenhöhle führen, zeitweilig zu verschliessen und die Sekrete aufzunehmen. Die hierfür zur Anwendung kommenden Vorrichtungen sind entweder leiterartige Verbindungen von

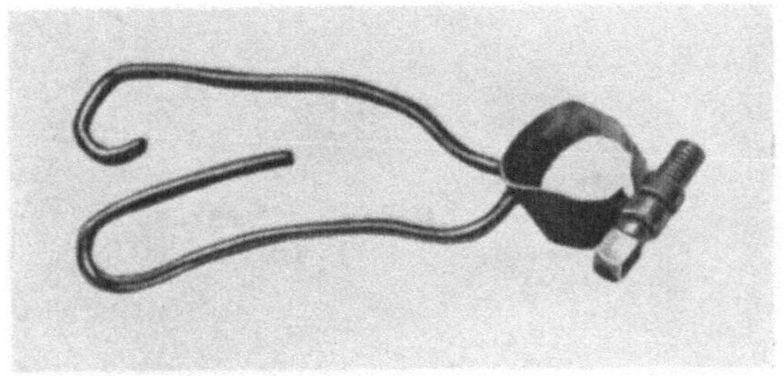

II. Abb. 6.

Drahtstreben zwischen den umfassten Zähnen, die brückenartig, an beiden Enden gestützt, über die Defekte reichen oder einseitig befestigte Arme, die über das Verletzungsgebiet ragen.

Die Verbandhalter müssen so über dem Wundgebiet angebracht sein, dass sie den Gazeverband, den sie tragen sollen, glatt und gleich-

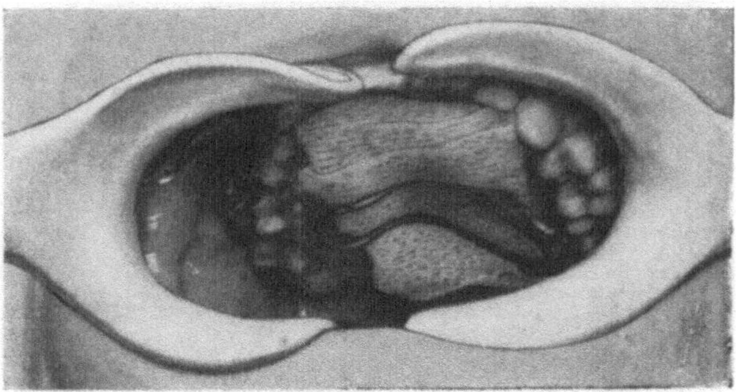

II. Abb. 7.

mässig gegen die Wundfläche oder über den Defekt breiten, ihn gut festhalten, aber dabei ein leichtes Auswechseln desselben zulassen. Die einfachste Form einer solchen Vorrichtung ist eine Tamponklammer, wie sie (II.) Abb. 6 zeigt. Sie besteht aus einem Molaren-Ankerband, an das zwei biegsame Drahtarme angelötet sind, die der Form des Gaumendaches entsprechend gebogen werden können, um den Gazeverband

gegen dasselbe festzuhalten. Abb. 7 zeigt eine solche Tamponklammer
in ihrer Anwendung.

Ebenfalls einseitig gestützt ist ein Verbandhalter, den (III.) Abb. 8
bis Abb. 10 wiedergibt. Es handelt sich in dem Falle, in dem wir ihn hier

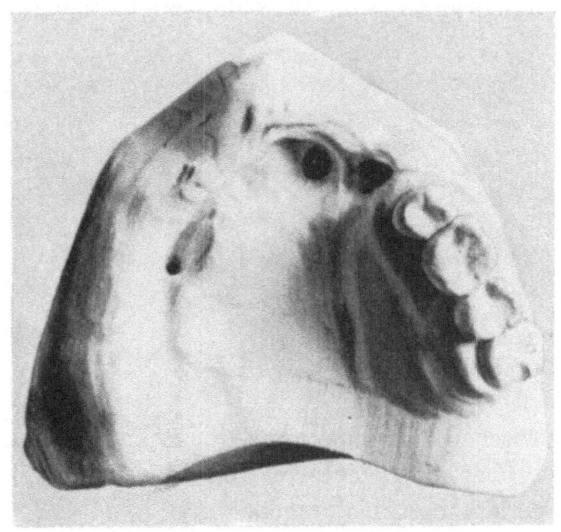

III.   Abb. 8.

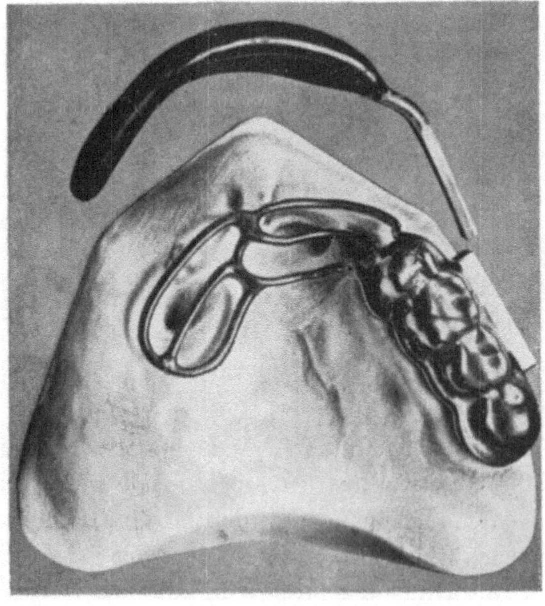

III.   Abb. 9.

angewandt sehen, um die Zertrümmerung des Alveolarfortsatzes des
Oberkiefers der rechten Seite und der vorderen Mitte mit mehrfachen
Perforationen nach der Kieferhöhle hin, deren Schliessung auf operativem
Wege nicht gelang. Den auf der linken Seite erhaltenen Zähnen |5 6 7 8
ist eine fortlaufende Kappe aufzementiert, die einen über das Wundgebiet hinragenden gitterartigen Arm trägt und an ihrer labialen Seite
mit einer Vierkantkanüle versehen ist, in die sich der Stiel eines Lippenschildes einschieben lässt. Abb. 8 zeigt einen Abguss des verletzten
Oberkiefers; Abb. 9 den Apparat mit herausgenommenem Lippenschild,

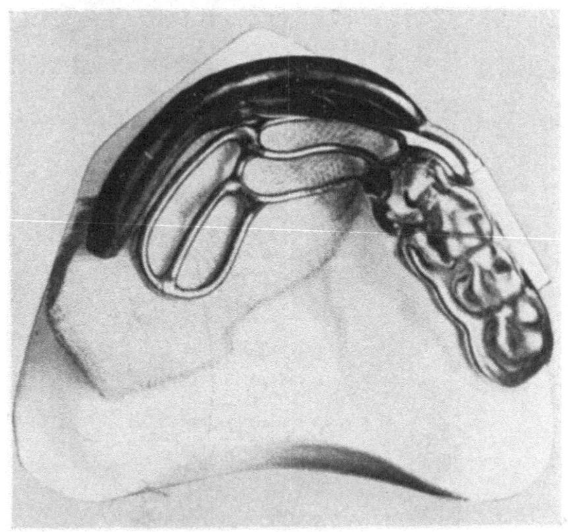

III. Abb. 10.

während Abb. 10 den ganzen Apparat an seinem Platze mit dem unter
dem Tamponhalter liegenden Verband wiedergibt.

   Gitterverbindungen, die gleichzeitig der Stützung erhalten ge-
bliebener Teile des Alveolarfortsatzes und der Fixierung der Verbände
über den dazwischen liegenden Defekten und Wundflächen dienen,
können bei Schussverletzungen des Oberkiefers eine sehr vielfache Anwendung finden. Die Inanspruchnahme einer Stützvorrichtung für die
Fixierung von Tampons und Verbänden darf begreiflicherweise zumeist
nur dann geschehen, wenn es sich nicht um stark aus dem Zusammenhang
gerissene Fragmente, sondern nur um durch Einbrüche des Zahnfortsatzes gelockerte Teile handelt.   Im übrigen muss hervorgehoben werden,
dass erfahrungsgemäss die Neigung anzuheilen und wieder fest zu werden
bei Fragmenten des Oberkiefers, die durch Längsbrüche im Bereich des

Alveolarfortsatzes aus der festen Verbindung mit ihrer Umgebung gelöst sind, entschieden grösser ist, wie bei den gleichen Verletzungen des Unterkiefers. Auch stark gelockerte Bruchstücke sieht man hier häufig

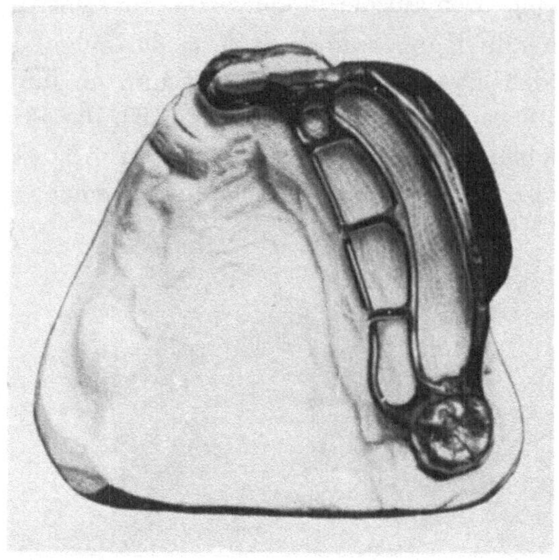

Abb. 11.

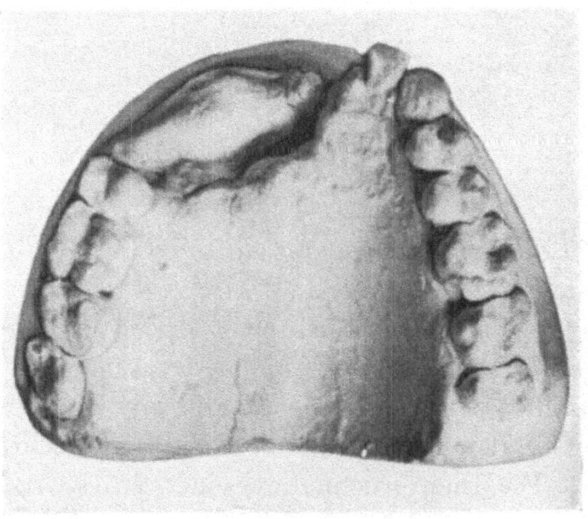

IV. Abb. 12.

wieder völlig fest werden, nachdem sie längere Zeit durch einen starren Verband in der Lage gehalten wurden, in der sie anheilen sollten. Es mag, wie schon oben erwähnt, der leichtere Abfluss der Sekrete günstig hierauf einwirken, daneben aber scheint sich die Wiederherstellung einer festen Verbindung zwischen den knöchernen Lamellen des Alveolarfortsatzes des Oberkiefers und den gleichartigen Wandungen des Kieferkörpers an sich leichter zu vollziehen wie zwischen Alveolarfragmenten und dem eine stärkere Corticalis aufweisenden Körper des Unterkiefers,

Im Folgenden veranschaulichen wir verschiedene Vorrichtungen, die gleichzeitig der Feststellung der Fragmente und der Fixierung von Gazeverbänden dienen.

Abb. 11 zeigt einen leiterartig verstärkten Drahtverband, der zur Stützung eines stark gelockerten Alveolarbruchstückes dient, das den grossen und kleinen Schneidezahn der rechten Seite enthält. Der Apparat

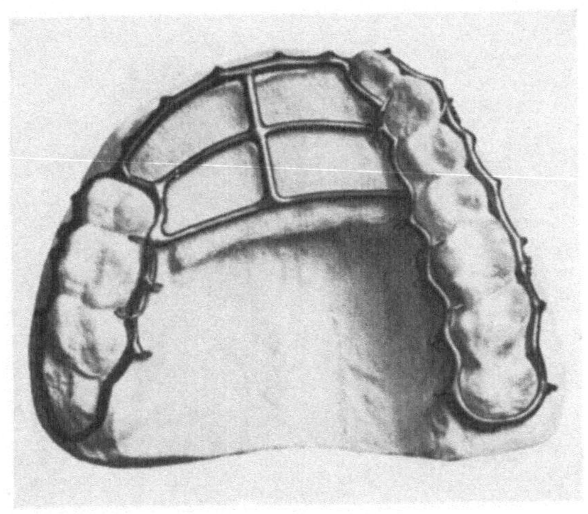

IV. Abb. 13.

umgreift vorne die beiden in dem Bruchstücke stehenden Schneidezähne mit verstärkten Bändern und wird an seinem hinteren Ende durch eine dem dritten Molaren aufzementierte Krone befestigt. Ein Lippenschild ist zwischen dem verletzten Alveolarfortsatz und der Wange angebracht, um fehlerhafte Verwachsungen zwischen beiden Teilen zu vermeiden. Ein unter die Gitterverbindung geschobener Tampon deckt das Wundgebiet. (IV.) Abb. 12 zeigt einen tiefen Defekt des Alveolarfortsatzes und harten Gaumens zwischen dem kleinen Schneidezahn der linken Seite und dem zweiten Bikuspidaten der rechten Seite. Starke Drahtverbände umfassen die Zahnreihen beider Seiten und sind über den Defekt hinweg durch Drahtstreben, die in der Mitte durch einen Querbalken verstärkt sind, miteinander verbunden. Der Drahtverband stützt das gelockerte

Bruchstück der rechten Seite und hält einen Verband über den Defekt wie dies Abb. 13 zeigt.

In manchen Fällen, namentlich dann, wenn ein grösserer Gaumendefekt besteht, wenden wir einen Stützapparat an, der durch ein der Gaumenform angepasstes Drahtgestell den Verband überall gleichmässig gegen den Gaumen festhält und zugleich durch eine besonders starke Umfassung der Zahnreihen auch bei einer erheblichen Lockerung der Bruchstücke des Alveolarbogens deren völlige Feststellung bewirkt.

In Abb. 14 sehen wir einen Fall (V.), in dem der Alveolarfortsatz drei getrennte Bruchstücke aufweist, deren mittleres die Vorderzähne vom Eckzahn bis zum Eckzahn einschliesslich in sich trägt, während das

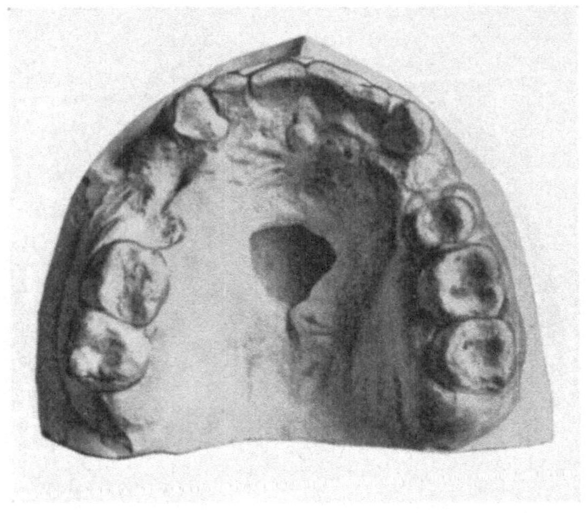

V.   Abb. 14.

rechte den ersten und zweiten Molaren, das linke den zweiten Prämolaren sowie den ersten und zweiten Mahlzahn enthält.   Es besteht eine starke Lockerung der Bruchstücke, in der Mitte des harten Gaumens zeigt sich ein fast pfenniggrosser Defekt.   Zur Immobilisierung der Alveolarbruchstücke während des Heilverlaufes und zur Festhaltung eines den Gaumendefekt abschliessenden Verbandes wird ein Apparat angelegt, der aus einer Stützvorrichtung für den ganzen Alveolarfortsatz und einem siebartigen Tamponträger für das Gaumendach besteht.   Beide Teile lassen sich so miteinander verbinden, dass ein Verbandwechsel mit Leichtigkeit vorgenommen werden kann.   Der Alveolarstützapparat besteht aus zwei gestanzten Kappen für die seitlichen Bruchstücke und einem Drahtverband, der die Vorderzähne umgreift.   Diese drei

Teile sind durch Lötung stark miteinander verbunden (Abb. 15). Der
Tamponhalter greift hinten mit zwei Spitzen in die Ösen ein, die an einem
über das Gaumendach hin von dem linken Kappenende zu demjenigen
der rechten Seite verlaufenden Drahtbügel angebracht sind, vorne ist
das Sieb durch eine Drahtligatur an dem die Vorderzähne umfassenden
Drahtverband angebunden (Abb. 16). Zum Wechseln des Verbandes
genügt es, diese Drahtligatur zu lösen, um den Tamponträger leicht
entfernen und von neuem befestigen zu können. An beiden Seiten des

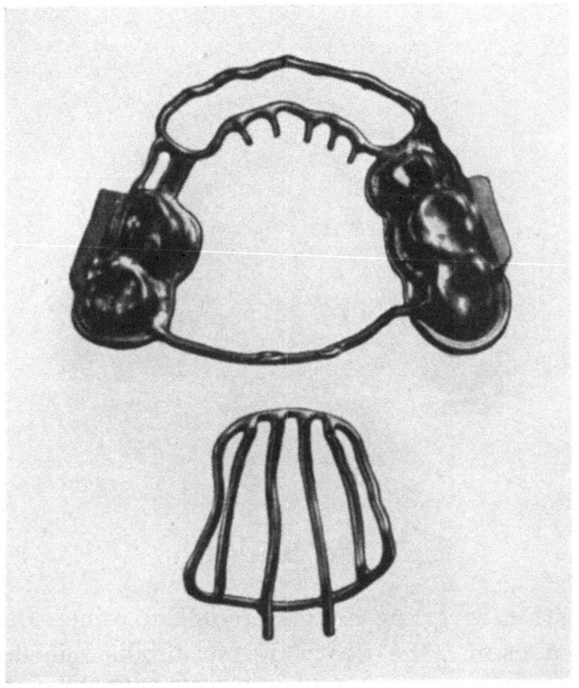

V. Abb. 15.

Kappenverbandes sind Vierkantkanülen angebracht, bestimmt, die Enden
aus dem Munde herausragender Drahtarme aufzunehmen, falls eine
extraorale Stützung der Bruchstücke sich als notwendig erweisen sollte.

Vorstehend beschriebene Vorrichtungen, die gleichzeitig zur Feststellung der Oberkieferbruchstücke und zum Halten der Verbände
dienen, lassen sich schon frühzeitig, wenn sich die Wunden auszureinigen
beginnen, anbringen. Sie eignen sich daher vorzüglich für die Verwendung während des ersten Behandlungsverlaufs und bieten einen guten
Schutz für das Wundgebiet, das unter ihnen leicht zugänglich bleibt

und sich ohne Mühe reinigen und reinhalten lässt. Die gleichen Verbände
können in den meisten Fällen bis zum Abschluss der Heilung an ihrem
Platze bleiben und der Immobilisierung der Alveolarfragmente auch
dann noch weiter dienen, wenn die Wundfläche eines Verbandes nicht
mehr bedarf. Sehr nützlich erweisen sie sich namentlich auch zur
Bedeckung frisch vernähter Gaumendefekte, wenn zur Kiefer- bzw.
Nasenhöhle führende Perforationen durch eine Naht verschlossen werden.
Um einige Aussicht auf Erfolg zu bieten, hat die Vernähung von Gaumendefekten zur Voraussetzung, dass der zu schliessende Defekt nicht zu

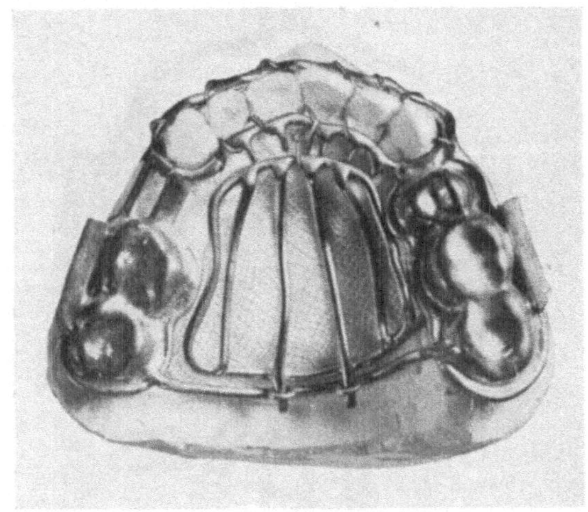

V. Abb. 16.

umfangreich ist, dass genügendes Material zu seiner Deckung herangezogen werden kann. Die Schwierigkeit für die Zuheilung derartiger
Defekte liegt in der geringen Neigung der zur Schliessung verwandten
Lappen, sich an der der Höhle zugekehrten Seite zu epithelisieren. Es
empfiehlt sich daher, die Naht möglichst zu sichern und den frisch geschlossenen Bezirk gegen jeden Reiz und jeden Insult zu schützen. Es
kann dies, wenn es sich um Perforationsstellen des harten Gaumens
handelt, in besonders zuverlässiger Weise durch einen Drahtverband
mit Gaumensieb geschehen.

    Hat sich bei Gaumen- und Alveolarverletzungen die erste Abheilung
der Wundflächen und -Ränder vollzogen und die Sekretion nachgelassen,
so ist eine festere Bedeckung der heilenden Flächen, ein exakterer Verschluss fortbestehender Perforationen und ein Ersatz der zerstörten
Partien notwendig, um den Abschluss des Mundraumes nach den benach-

barten Höhlen herzustellen, um der normalen Funktion der Atmung und
Sprache, der Nahrungszufuhr und -Zerkleinerung wieder näher zu kommen.
Die diesem Zwecke dienenden Platten, Prothesen, Obturatoren etc.,
die in mancherlei Form den jeweilig vorliegenden Verhältnissen angepasst,
Anwendung finden, sind zumeist nicht im eigentlichen Sinne zu den
Kieferstützapparaten zu zählen, sondern gehören ihrem Zweck und
Wesen nach in das Gebiet der Prothesen. Doch können auch Platten
und Obturatoren bei der Behandlung des Oberkiefers zur Stützung von
Fragmenten, zur Verhinderung fehlerhafter Verwachsungen, als Unter-
lage für die chirurgisch-plastische Wiederherstellung der deckenden
Weichteile und schliesslich zum Abschluss des Nasenraumes bei voll-

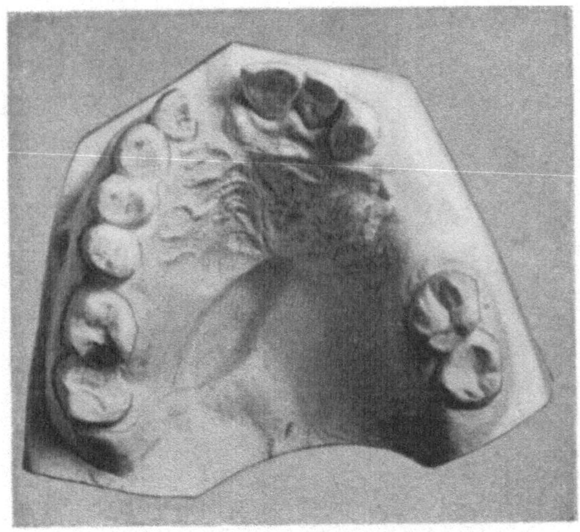

VI. Abb. 17.

kommener Zerstörung des Oberkiefers dienen. So lassen sich Zelluloid-
platten, wie sie Schröder empfahl, vortrefflich zur vorläufigen Deckung von
Gaumendefekten und Stützung des Kieferbogens verwenden. (VI.) Abb. 17
zeigt einen Gaumendefekt, Abb. 18 die zur Bedeckung desselben dienende
Zelluloidplatte. Die Anfertigung dieser Platten ist eine sehr einfache.
Eine 1 mm dicke Zelluloidplatte wird in einer gesättigten Kochsalzlösung über 100° C erhitzt und in diesem Zustande in einer dafür besonders konstruierten Kuvettenpresse unmittelbar auf ein Gipsmodell
des Oberkiefers gepresst. Der Defekt wird vorher auf dem Modell durch
Gips überwölbt, so dass die fertige Zelluloidplatte an der dem Defekte
entsprechenden Stelle eine Ausbuchtung erhält, die zur Aufnahme eines
Gazetampons dient. Man kann in Fällen, in denen dies erforderlich

erscheint, die Platte soweit über den Alveolarfortsatz hinweg gehen lassen, dass sie zwischen diesem einerseits und der Wange bzw. Lippe andererseits eine Zwischenlage bildet, die Verwachsungen und narbige Kontraktionen verhindert.

Auch Kautschukplatten finden schon während des Heilverlaufes der Oberkieferverletzungen mannigfache Verwendung, die da von besonderer Wichtigkeit ist, wo es gilt durch rechtzeitiges Einfügen einer Prothese der Entstehung von fehlerhaften Verhältnissen im Vernarbungsgebiet vorzubeugen. Unerwünschte Verwachsungen, Zusammenschnürungen und Verengungen entstehen besonders leicht bei gleich-

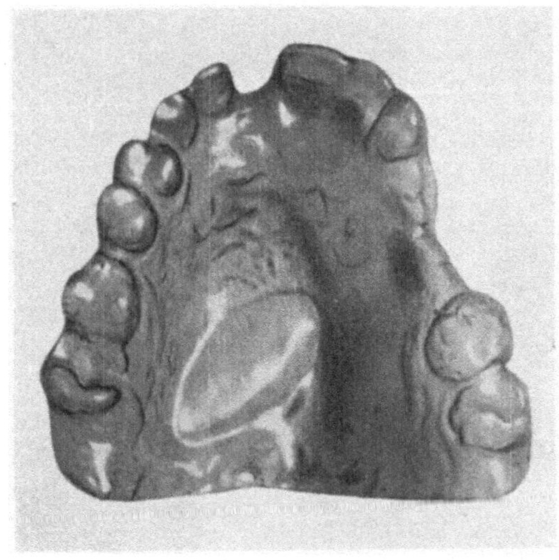

VI. Abb. 18.

zeitiger Verletzung der Wange, der Lippe und des Alveolarfortsatzes, namentlich, wenn im Gebiet des letzteren ein tief gehender Substanzverlust vorliegt. Es ist dann ausserordentlich schwierig die einmal entstandenen narbigen Kontraktionen nachträglich mit dem Messer oder durch Dehnung zu beseitigen und zu überwinden, während die frühzeitige Einlagerung einer Platte zwischen die Wundflächen es in vielen Fällen zu hindern vermag, dass solche Verbindungen und Verengungen überhaupt entstehen. Bei dem in Abb. 19 wiedergegebenen Fall (VII.), in dem durch eine Schussverletzung die rechte Wange teilweise fortgerissen, der Alveolarfortsatz und ein Teil der Vorderwand des Oberkiefers zertrümmert war, fand die in Fig. 20 wiedergegebene Platte Verwendung, um eine Verwachsung der Innenfläche der Wange mit den Bruchrändern

des Oberkiefers zu verhindern und zugleich für die Schliessung des Weich-
defektes als Unterlage zu dienen.   Abb. 21 zeigt die Prothese an ihrem
Platze, Abb. 22 die über die Unterlage wiederhergestellte Wange.

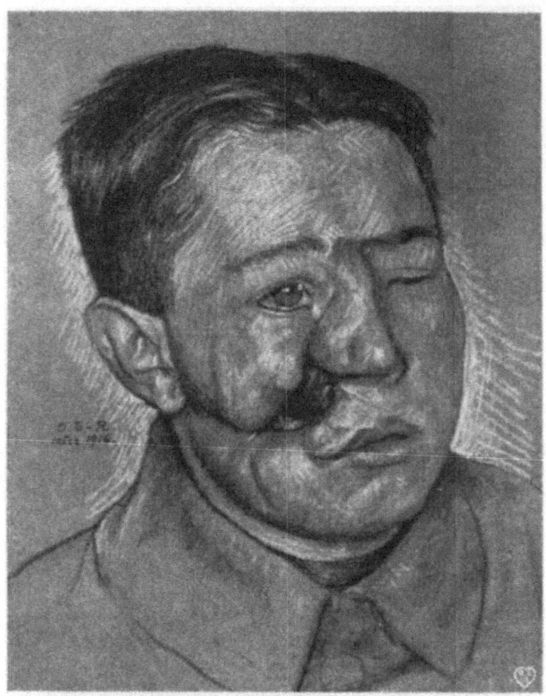

VII.   Abb. 19.

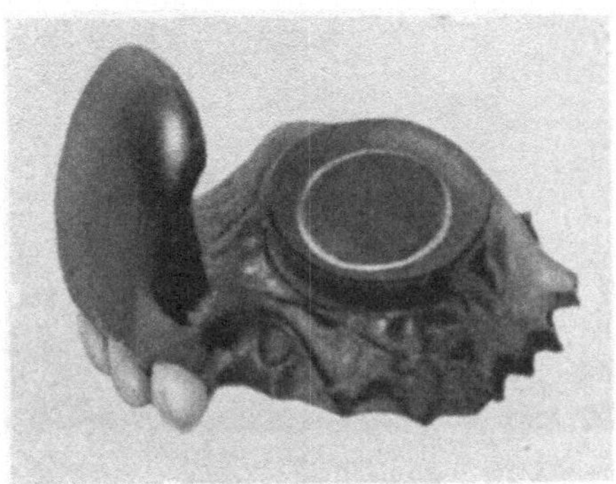

VII.   Abb. 20.

Abb. 23 (VIII.) zeigt das Bild einer Zertrümmerung des Alveolarfortsatzes des Oberkiefers in einer Ausdehnung vom 1. Molaren der linken Seite

33*

bis zum 1. Prämolaren der rechten Seite. Es fehlen sämtliche Zähne
bis auf die beiden hinteren Molaren jeder Seite. Ein tiefer Defekt

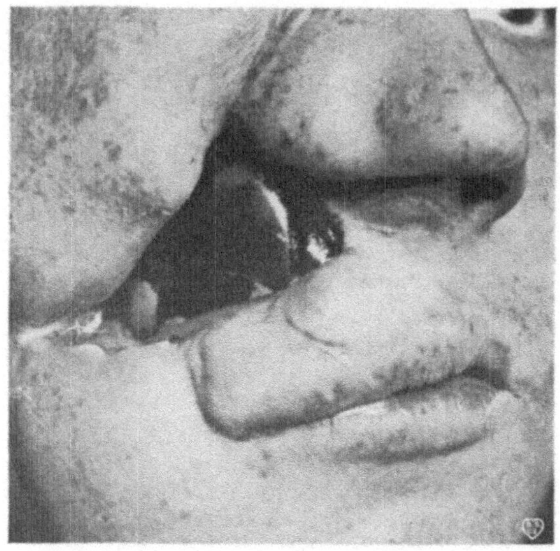

VII. Abb. 21.

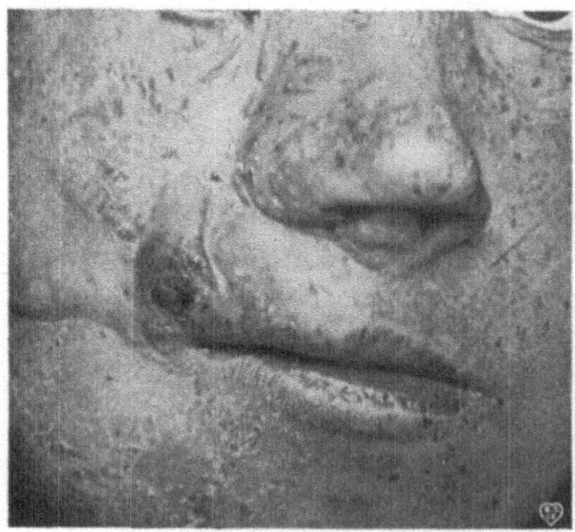

VII. Abb. 22.

klafft nach der Nasen- und Kieferhöhle zu und es gilt zu verhindern,
dass im Heilungsverlaufe Lippe und Wange tief nach innen eingezogen
werden. Es wird daher schon frühzeitig eine Kautschukplatte angefertigt,

deren Unterseite, wie Abb. 24 zeigt, nicht mit dem Aussenrande des Defektes abschliesst, sondern noch über die ursprüngliche Kontur des

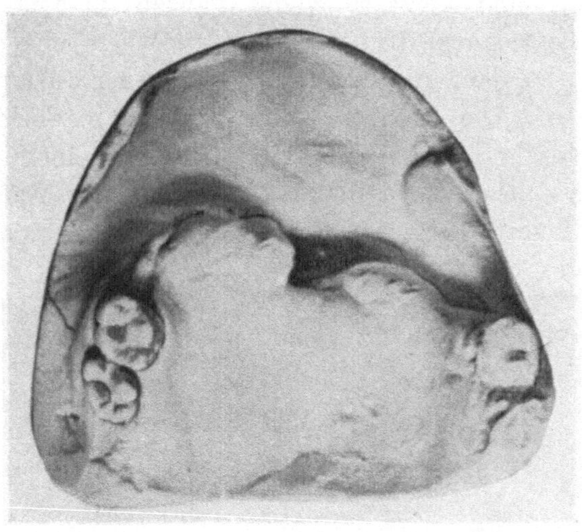

VIII.   Abb. 23.

Oberkiefers hinausragend, die Weichteile vorwölbt und nach aussen drängt.   Auf der Mundseite wird der Alveolarteil der Prothese entweder

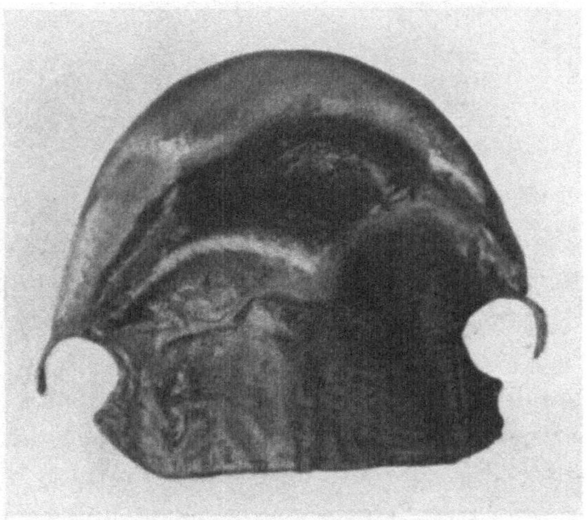

VIII.   Abb. 24.

als einfacher dem ursprünglichen Verlaufe des Zahnbogens entsprechenden Wall gestaltet oder mit Zähnen versehen.   Das letztere ist um der Kau-

funktion willen und vor allen Dingen auch mit Rücksicht auf das Gefühl
des Patienten hinsichtlich seiner Wiederherstellung vorzuziehen [1]).

Auch wenn eine Zerstörung des ganzen Alveolarfortsatzes des
Oberkiefers vorliegt, muss frühzeitig eine Prothese eingeführt werden,
um dem Zusammenfallen und der Schrumpfung der umgebenden Weichteile vorzubeugen. Die Prothese muss alsdann mangels vorhandener
Zähne eine extraorale Stützung erfahren, wie dies in einem durch Abb. 25
wiedergegebenen Falle (IX.) geschah, in dem das ganze Gaumendach und
der gesamte Alveolarfortsatz verloren gegangen war. Es wurde hier ein

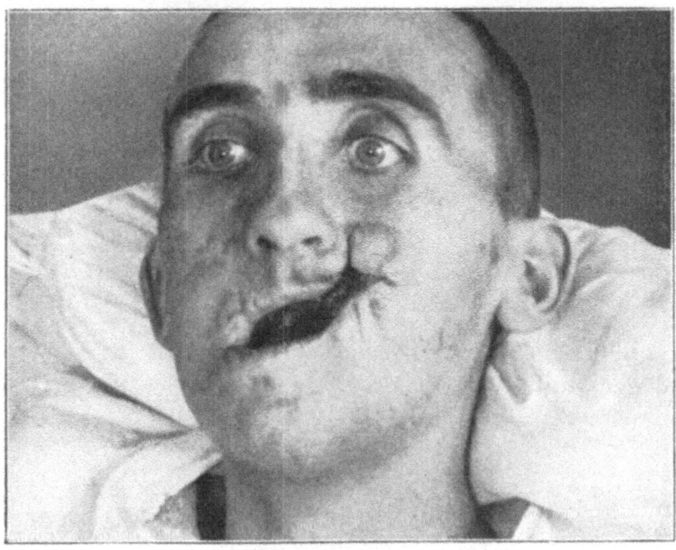

IX. Abb. 25.

Kautschukkloss in der ungefähren Form der zugrunde gegangenen
Partien angefertigt und an aus dem Munde herausragenden Armen
durch zu einer Kopfhaube führende Riemen gestützt (Abb. 26). Der
Körper dieser Prothese ist von den Armen, die in an der Mundseite
eingelassene Vierkantkanülen eingreifen, abnehmbar. Die Angriffspunkte für die Stützung sind der Gleichgewichtslage der Prothese entsprechend, gewählt. Der vordere Rand der Prothese wird allmählich
durch Auftragen schwarzer Guttapercha mehr und mehr vorgewölbt,
um Lippe und Wange gegen den in der Heilung stark nach innen wirkenden

---

[1]) Die Verwendung anderer Prothesen als Unterlage für die plastische Wiederherstellung der Wange und der Oberlippe ist von Kühl in Heft IV—VI unserer Ergebnisse beschrieben worden. Wir verweisen auf Abbildungen 18—22 seines Aufsatzes.

Narbenzug zu stützen.   Für die chirurgische Deckung des bestehenden Lippen- und Wangendefektes dient dieser Obturator als Unterlage

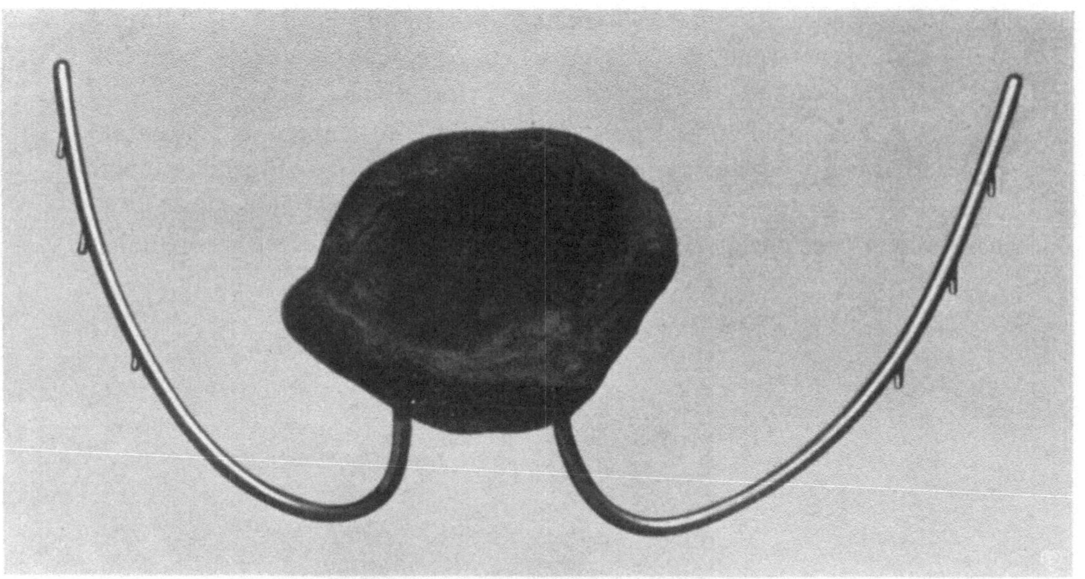

IX.   Abb. 26.

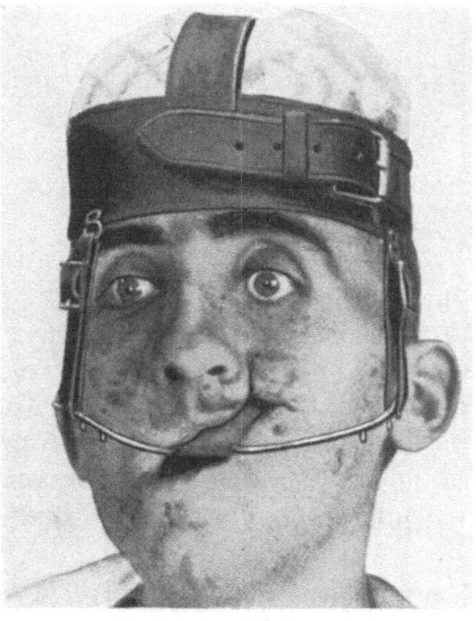

IX.   Abb. 27.

(Abb. 27). Nach Abheilung der Wundfläche des Oberkiefers und der
plastischen Wiederherstellung der Lippe, wird eine Prothese eingefügt,
die von Federn getragen, eine zufriedenstellende Kaufunktion ermöglicht. Das Endresultat der Behandlung dieses Falles nach Durchführung
der prothetischen und der chirurgischen Aufgaben zeigt die Abb. 52
der Arbeit Lindemanns auf Seite 682 Heft IX/X.

　　　Wie auch dieser Fall zeigt, greifen die Aufgaben der Stützung
des verletzten Oberkiefers häufig auf das Gebiet der Prothetik über.

　　　Während wir uns bislang mit demjenigen Teil der Oberkiefer-
behandlung beschäftigt haben, der sich ohne orthopädische Massnahmen

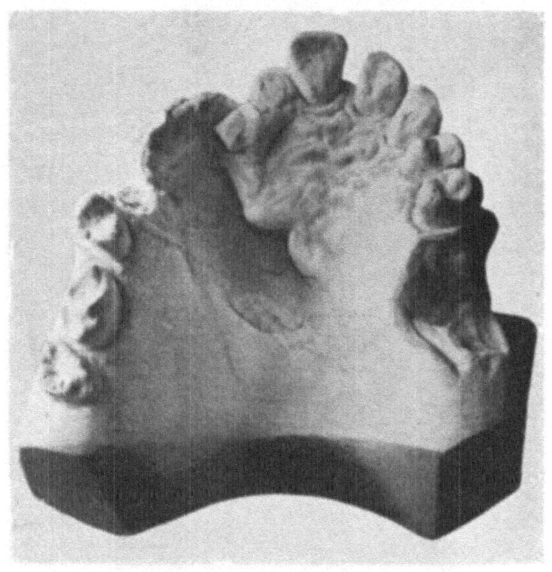

X.　Abb. 28.

vollziehen kann, gehen wir jetzt zu denjenigen Fällen über, in denen
der Stützung und Feststellung der Oberkieferbruchstücke eine Richtigstellung durch besondere Apparate vorausgehen muss. Die Mittel,
deren wir uns hierfür bedienen, sind im allgemeinen dieselben, die auch
im Unterkiefer Anwendung finden, nämlich Gummizüge und Schrauben;
die Verhältnisse aber, unter denen diese Mittel zur Anwendung kommen,
weichen nicht unwesentlich von den im Unterkiefer gegebenen Bedingungen ab.

　　　In Abb. 28 sehen wir einen Fall (X.), in welchem ein Gewehrgeschoss
den Alveolarfortsatz des Oberkiefers in der Gegend des rechten Eck-

zahnes durchschlagen hat. Die Zähne vom mittleren Schneidezahn bis einschliesslich des ersten Prämolaren und eines Teiles des Fortsatzes

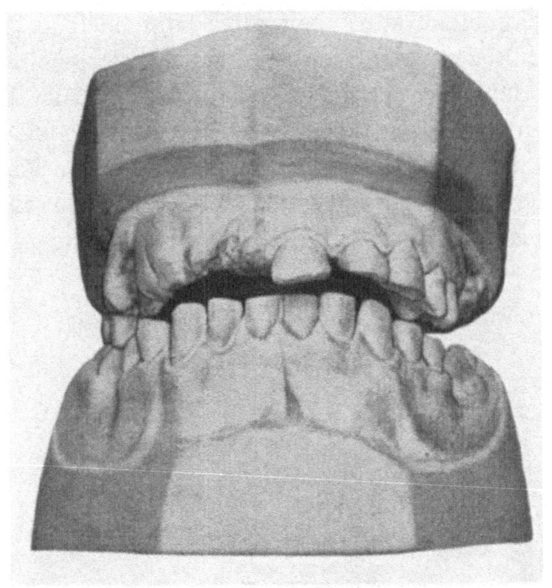

X. Abb. 29.

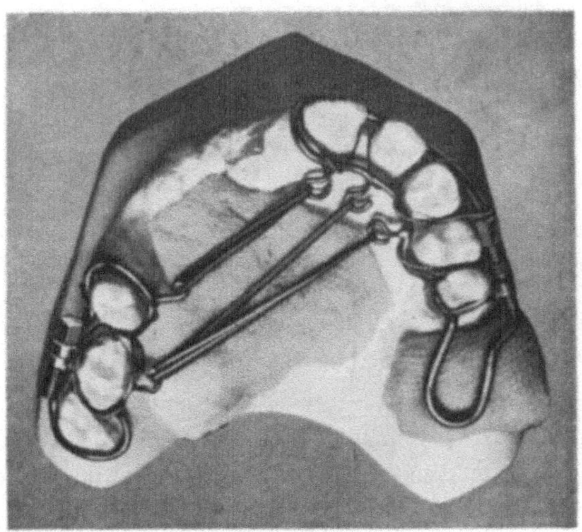

X. Abb. 30.

sind zerstört. Das Geschoss ist dann, ein etwa $1^1/_2$ cm breites Stück des Gaumendaches überspringend, in den Alveolarfortsatz der linken

Seite in der Molarengegend wieder eingedrungen. Die Wunde der rechten Kieferseite ist tief und trichterförmig, die ganze linke Hälfte des harten Gaumens vom mittleren Schneidezahn bis in die Gegend des zweiten Molaren ist abgebrochen, stark beweglich und nach aussen verschoben, wie dies aus Abb. 29 ersichtlich ist. Zur Richtigstellung der Bruchstücke des Oberkiefers wird ein Apparat hergestellt, der aus zwei Drahtverbänden besteht, von denen, wie Abb. 30 zeigt, jeder eine der beiden vorhandenen Zahngruppen umfasst und an der Innenseite mit Häkchen versehen ist. Der Drahtverband der linken Seite reicht mit einem Bogen über den letzten Zahn hinaus, um die Festhaltung eines Tampons auf der

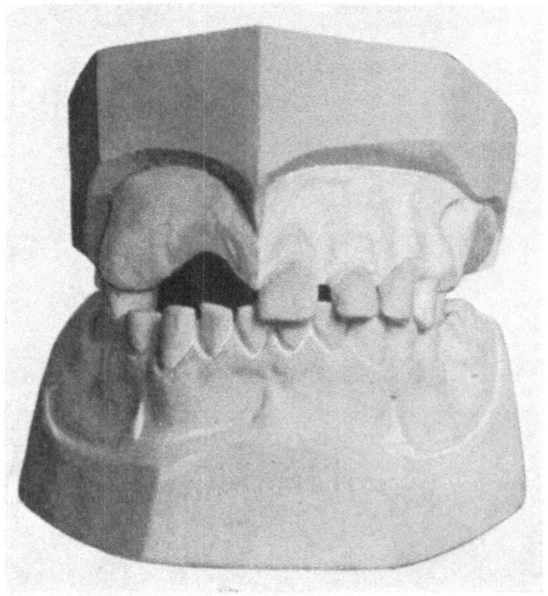

X. Abb. 31.

Wunde zu ermöglichen. Von den Häkchen des Drahtverbandes der feststehenden rechtsseitigen Zähne werden Gummizüge zu den Häkchen des losen Bruchstückes der linken Seite gespannt (Abb. 30) und das Bruchstück allmählich in die richtige Stellung (Abb. 31) zurückgebracht, so dass sich der im Alveolarteil klaffende Spalt schliesst und fest verheilt.

Gummizüge, an Hebelarmen angebracht, können für die Richtigstellung dislozierter Alveolarbruchstücke des Oberkiefers in ganz ähnlicher Weise Verwendung finden, wie wir sie im Unterkiefer wirken sahen. Die Indikation für ihre Anwendung ist dann gegeben, wenn die verlagerten Fragmente in der unrichtigen Stellung sehr fest gehalten werden, so dass sie der Richtigstellung einen besonders starken Widerstand entgegensetzen. Es müssen genügend festsitzende Zähne in den Bruchstücken vorhanden sein, um durch die Hebelarme eine Zurückbewegung der Bruchstücke in die normale Stellung und nicht eine Lockerung der Zähne zu bewirken, an denen sie angreifen. Gegebenenfalls tut man gut, nicht nur die Zähne zu umfassen, sondern von den an den Zähnen befestigten Kappen oder Drahtverbande eine Metallfläche über den Alveolarfortsatz greifen zu lassen, der die wirkende Kraft auf das ganze

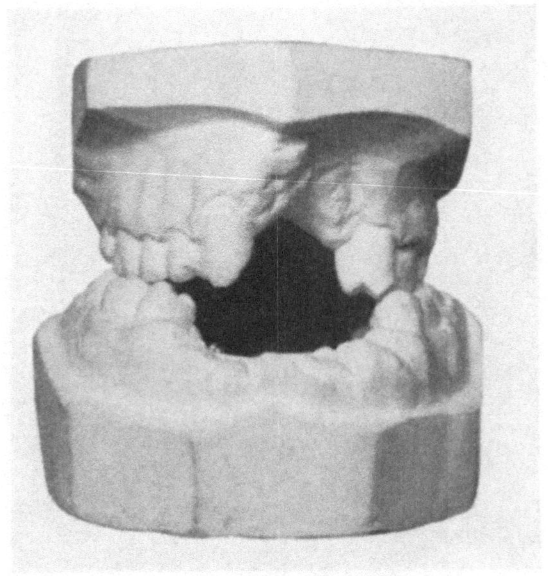

XI. Abb. 32.

Bruchstück überträgt (XI.). In Abb. 32 sehen wir einen Fall, in dem das ganze Mittelstück des Alveolarfortsatzes eines Oberkiefers vom kleinen Schneidezahn der rechten Seite bis zum 1. Prämolaren der linken Seite einschliesslich fortgerissen und der harte Gaumen stark eingebrochen ist. Das Bruchstück der rechten Seite enthält die Zähne vom Eckzahn bis zum zweiten Molaren, dasjenige der linken Seite den zweiten Prämolaren und den ersten und zweiten Molaren. Beide Bruchstücke sind stark nach innen verlagert und werden durch bindegewebige Verwachsungen festgehalten. Durch sich kreuzende Hebelarme, deren aus dem Munde herausragende Enden durch eine Gummiligatur ver-

bunden sind, wird die Richtigstellung der Bruchstücke in kurzer Zeit
erreicht (Abb. 33).

Zur Beseitigung einer Dislokation nach innen, lassen sich vielfach
auch Dehnungsschrauben verwenden, wie sie die Orthodontie in Anwendung bringt. Hierfür gibt der folgende Fall (XII.) ein Beispiel:

Durch ein Schrapnellgeschoss, das unmittelbar unterhalb des
linken Augenwinkels in den Jochbogen eindrang und unter Zersplitterung
der durchschlagenen Knochenpartien dicht über der linken Oberkieferhöhle stecken blieb, wurde der Alveolarfortsatz des Oberkiefers vom ersten

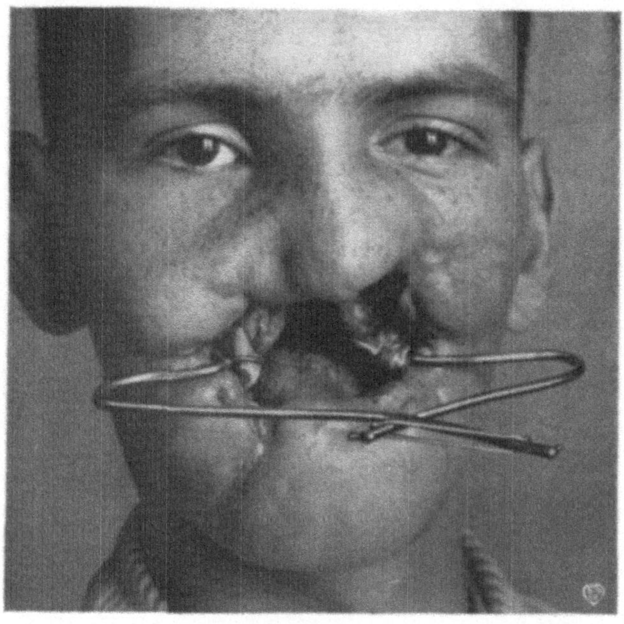

XI. Abb. 33.

Bikuspidaten bis einschliesslich der Tuberositas gebrochen und zungenwärts um etwa die Breite der Kaufläche eines Zahnes verlagert. Dies
hatte zur Folge, dass nur der distale Höcker des ersten Molaren des
linken Oberkiefers sich mit der lingualen Kante des ersten Mahlzahnes
des linken Unterkiefers traf und sämtliche andere Zähne sich nicht
berührten (Abb. 34). Zur Beseitigung der Dislokation wurde sowohl
für die feststehende rechte Kieferseite, und zwar vom Eckzahn bis zum
zweiten Molaren einschliesslich, wie auch für die in dem Bruchstück der
linken Seite stehenden Zähne, nämlich den ersten Bikuspidaten bis zweiten
Mahlzahn, fortlaufende Blechkappen angefertigt. Die Kappen wurden

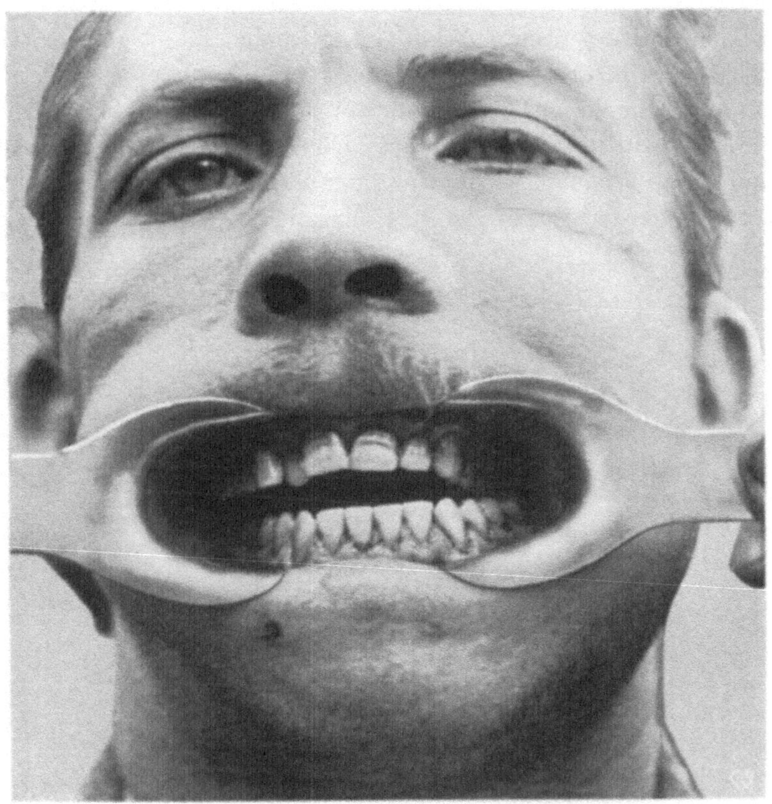

XII.   Abb. 34.

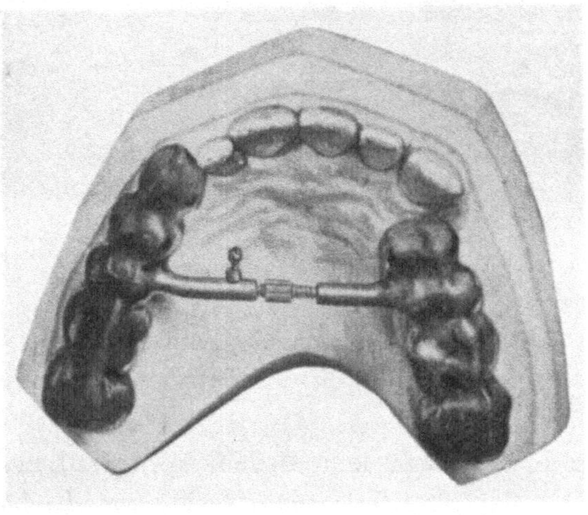

XII.   Abb. 35.

den Zähnen aufzementiert, nachdem zwischen ihnen in der Gegend
des zweiten Prämolaren eine quer über dem Gaumendach verlaufende
Dehnschraube angebracht war (Abb. 35). Durch ein tägliches Anziehen
der Schraube wurde der nach innen dislozierte Alveolarteil der linken
Seite binnen 2 Wochen wieder in die richtige Stellung gebracht. Es
wurden alsdann der Zahnreihe des Oberkiefers sowohl wie derjenigen

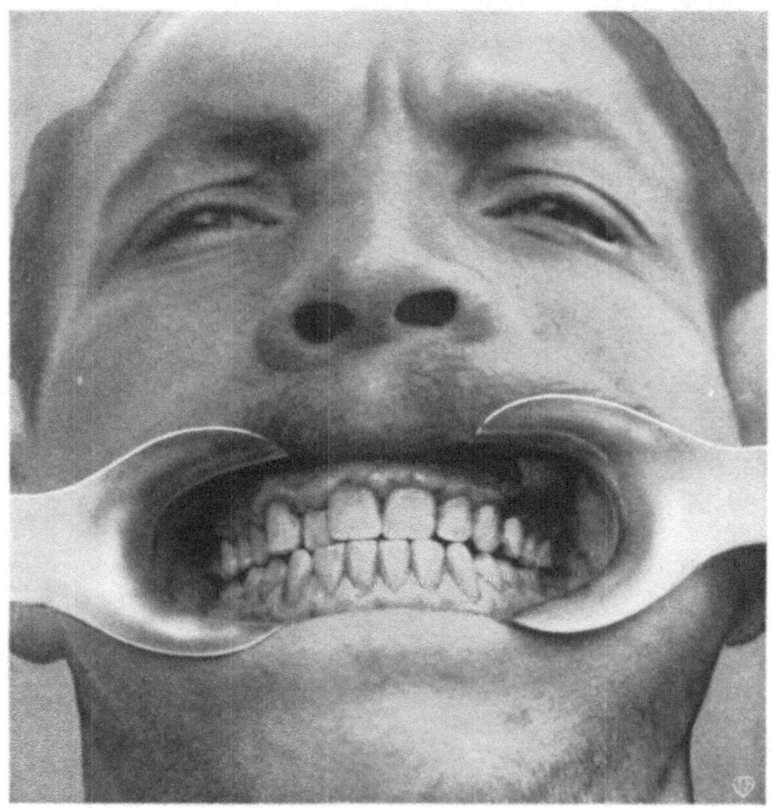

XII. Abb. 36.

des Unterkiefers Drahtverbände angelegt und durch zwischen diesen
gespannte Gummizüge die Stellung der Zahnreihen zueinander vollends
korrigiert (Abb. 36).

Während es in der Regel kein Bedenken hat auf mehrere in einem
dislozierten Bruchstück stehende Zähne die zur Richtigstellung des
verschobenen Kieferteiles eingesetzte Kraft wirken zu lassen, sollte
man die äusserste Vorsicht walten lassen, wenn nur ein einziger Zahn die

Möglichkeit bietet, für die Stellungskorrektion des Alveolarfragmentes, in dem er steht, als Angriffspunkt gewählt zu werden. Namentlich, wenn es sich um den einzigen auf einer Seite des Ober- oder Unterkiefers erhaltenen Zahn handelt, darf nicht vergessen werden, dass derselbe für die spätere Lösung der prothetischen Aufgabe von höchstem Wert sein kann und dass daher unter allen Umständen das Möglichste geschehen muss, um einen solchen für die Befestigung einer Prothese unentbehrlichen Zahn zu schützen und zu konservieren. Durch die Deformation des Gaumendaches, die Veränderungen und Kontrakturen der umgebenden Weichteile, durch straffe schwer zu beseitigende Narbenstränge und durch die häufig bestehende Beschränkung der Öffnungsmöglichkeit des Mundes sind die für die Befestigung des Zahnersatzes gegebenen Verhältnisse nach Verletzungen des Oberkiefers oft äusserst schwierige. Die Erhaltung oder Nichterhaltung einzelner als Träger einer Prothese wichtiger Zähne wird daher nicht selten gleichbedeutend sein mit der Frage, ob der Patient für immer grossen Unbequemlichkeiten im Tragen eines Zahnersatzes ausgesetzt und ob er imstande sein wird, den Kauakt in einer für die Verdauung und damit für seine Allgemeingesundheit ausreichenden Weise auszuüben oder nicht. Nicht selten wird die Möglichkeit, eine Prothese zu tragen, völlig von dem Vorhandensein eines einzelnen Trägerzahnes abhängen. Es sollte daher die konservierende Behandlung der als Prothesenträger wichtigen Zähne mit derselben Sorgfalt bedacht und durchgeführt werden, die der Chirurg aufwendet, die Stümpfe amputierter Extremitäten sorgsam vorzubereiten und zu formen, um dem zu tragenden künstlichen Gliede den erforderlichen Halt und die bestmögliche Beweglichkeit zu sichern. Sowohl durch eine exakte Wurzelbehandlung wie durch eine Überkappung und Stützung der einzelnen für spätere prothetische Massnahmen wichtigen Zähne kann ausserordentlich viel Positives für ihre Erhaltung geschehen. Vor allem kann aber im Verlaufe der Kieferbehandlung vieles vermieden werden, was allmählich zum sicheren Verlust einzelner Zähne führen muss. Es gilt dies insbesondere von der Inanspruchnahme einzelner Zähne bei der Schienung und Richtigstellung der Bruchstücke der Kiefer. Man sollte den zur Aufrichtung eines dislozierten Bruchstückes wirkenden Druck nach Möglichkeit nie auf einen einzelnen in demselben stehenden Zahn richten, sondern den ganzen Alveolarteil, der den Zahn trägt, mit belasten. Es kann dies dadurch geschehen, dass man an die Befestigungsvorrichtung, die man den Zahn umgreifen lässt, sei es eine Krone oder ein Ankerband, einen Fortsatz anbringt, der an derjenigen Seite des Alveolarfortsatzes herabragt und sich ihm anlegt, gegen welche die Kraft wirken soll. Man richtet alsdann die wirkende Kraft gegen diesen Fortsatz und überträgt sie damit unmittelbar auf das ganze Kieferstück und nicht nur auf den darin stehenden Zahn. Die auf diese Weise erfolgte Richtigstellung eines Oberkieferfragmentes lässt sich an dem in Abbildung 37 bis Abb. 40 wiedergegebenen Falle (XIII.) verfolgen.

Hier ist der Alveolarfortsatz des Oberkiefers vom seitlichen Schneidezahn der rechten Seite bis einschliesslich des ersten Molaren der linken Seite völlig zertrümmert, die Oberkieferhöhle eröffnet und der den

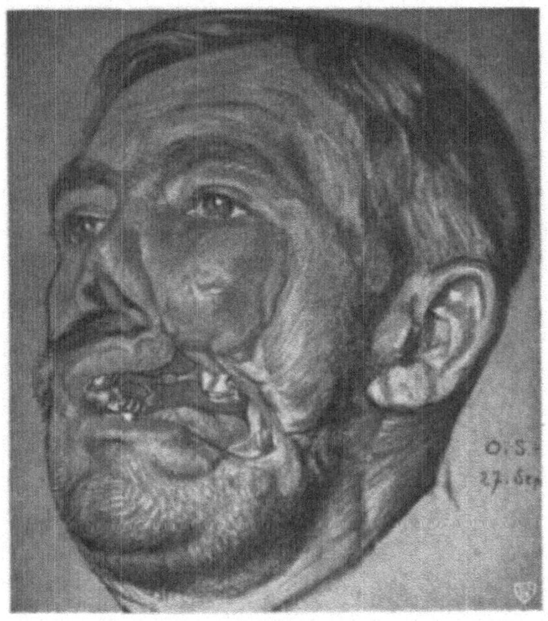

XIII.   Abb. 37.

2. Molaren tragende Alveolarteil an seiner Basis eingebrochen und stark zungenwärts verlagert. Man hatte sich in England, wo Patient zuerst als Kriegsgefangener lag, auf die Behandlung der äusseren Wunden beschränkt, die um den linken Mundwinkel herum einen grossen Teil der linken Wange einnahmen (Abb. 37). Nach seiner Einlieferung in unser Lazarett wurde als vorbereitende Operation die Durchtrennung der inzwischen entstandenen narbigen Verwachsungen der Lippen und der Wange einerseits und des Kieferknochens andererseits im Chloräthylrausch vorgenommen. Alsdann konnten die Apparate zur Reponierung der Bruchstücke eingesetzt werden. Die Zähne des rechten Oberkiefers

erhalten einen Drahtverband, an dessen Innenseite eine Wulstung nach dem Gaumen hinaufreicht; von dieser Wulstung führt eine Dehnschraube zu dem verlagerten Bruchstück der linken Seite hinüber und greift hier an der Innenseite des verlagerten Bruchstückes an einem Fortsatz an,

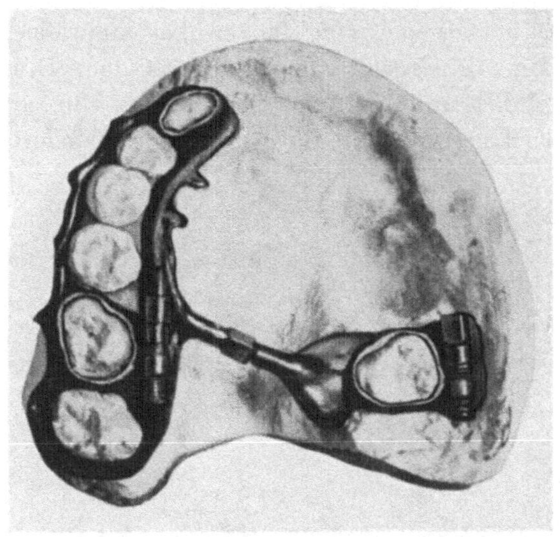

XIII.   Abb. 38.

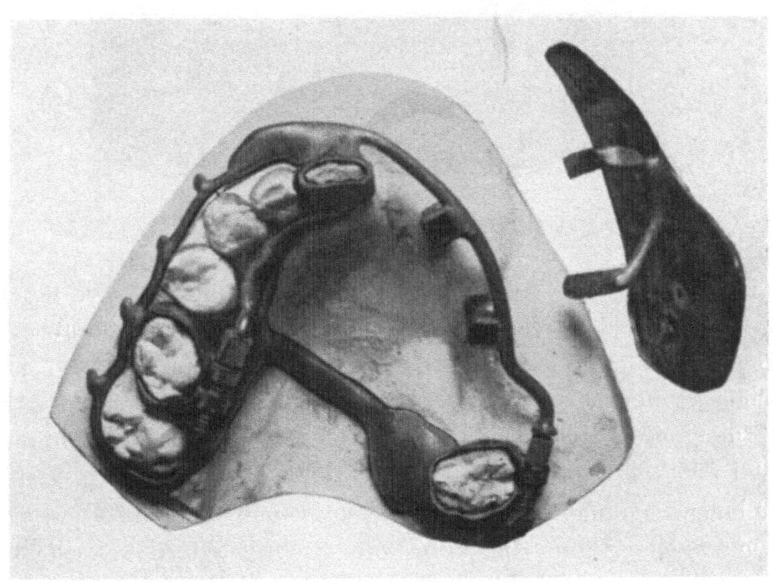

XIII.   Abb. 39.

der von einem den Zahn umgreifenden Molarenband ausgehend, der
Innenseite des Fragmentes anliegt (Abb. 38). Durch tägliches langsames
anziehen der Schraube wird das dislozierte Bruchstück schon im Verlaufe
von wenigen Tagen in seine normale Lage zurückgebracht. Es wird
dadurch fixiert, dass an Stelle der Dehnschraube ein der Gaumenwölbung
anliegender Transversalbügel von dem Ankerband, das den einzelnen
Molaren im linken Bruchstück umspannt, zu dem Drahtverband der
rechten Seite geführt und hier angelötet wird. Um ein abnehmbares
Lippenschild als Unterlage für die plastische Wiederherstellung des

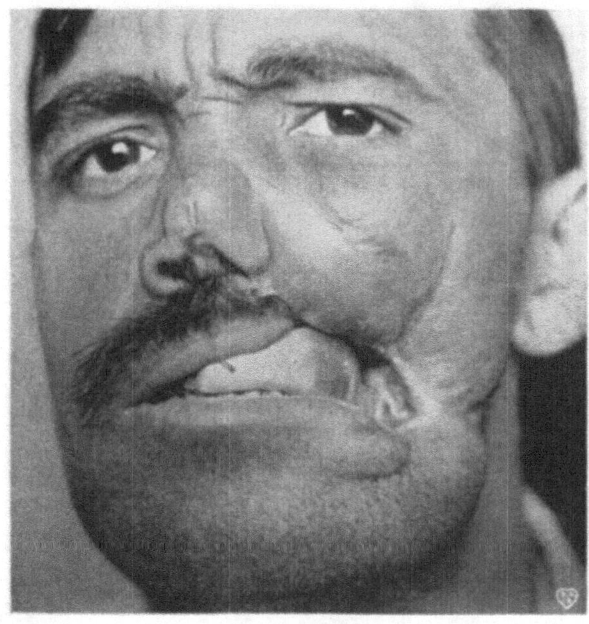

XIII. Abb. 40.

Mundwinkels und der Wange anbringen zu können, wird auch dem
Verlaufe des Alveolarbogens entsprechend eine Drahtverbindung zwischen
der linken und der rechten Seite hergestellt, mit zwei Vierkantkanülen,
in welche an der Rückseite des Lippenschildes angebrachte vierkantige
Haken eingreifen sollen. Abb. 39 zeigt diesen Feststellungsapparat,
Abb. 40 das Lippenschild an seinem Platze.

Fehlen in einem nach innen gesunkenen Alveolarbruchstück des
Oberkiefers alle Zähne, so kann die Richtigstellung desselben durch
Vorrichtungen ausgeführt werden, wie sie Abb. 41 veranschaulicht.
Voraussetzung hierfür ist, dass auf der dem Bruchstück gegenüberliegen-

den Seite des Kiefers eine Reihe fester Zähne vorhanden ist, die eine kräftige, gestanzte Kappe zu tragen vermag. Von dieser Kappe wird dann eine Dehnschraube nach der anderen Seite hinübergeführt, die dort einen Puffer gegen die Innenwand des verlagerten Bruchstückes presst und dieses dadurch in die normale Lage zurückdrückt.

Die in vorstehendem gegebenen Hinweise auf die Wege zur Richtigstellung und Stützung verlagerter Bruchstücke entsprechen nur den im gewissen Sinne typischen Dislokationen, die wir bei Alveolarfrakturen des Oberkiefers entstehen sehen. Häufig muss gerade bei diesen Brüchen besonderen Verhältnissen durch eine der Eigenart des Einzelfalles ent-

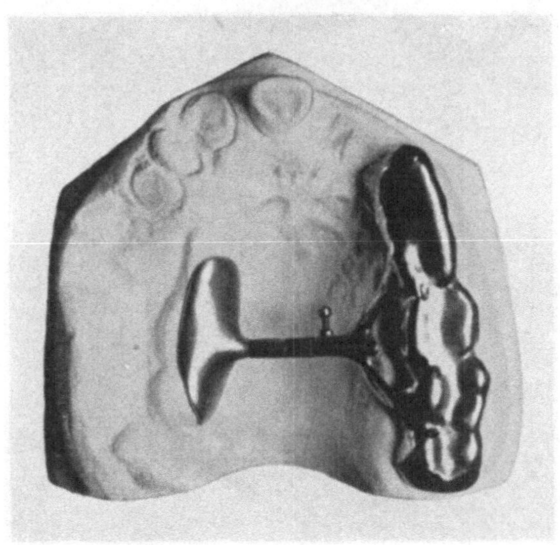

Abb. 41.

sprechende Konstruktion der Stützapparate Rechnung getragen werden, doch kann man wohl in der Mehrzahl dieser Fälle von einem der in vorstehendem beschriebenen Apparattypen ausgehen.

Wir wenden uns jetzt zu der dritten Gruppe von Fällen der Oberkieferverletzungen, die uns die Aufgabe stellen, den von seiner Basis losgerissenen Oberkiefer aufzurichten und bis zu seiner Verheilung festzuhalten.

Bevor ich an die Beschreibung der für diesen Zweck von uns angewandten Apparate herantrete, möchte ich einen Fall (XIV.) zeigen, in dem die erste -primitive Versorgung einer derartigen Oberkieferverletzung im Felde durch Feldzahnarzt H a r r y S c h r ö d e r mit äusserst einfachen Mitteln, aber in sehr zweckentsprechender Weise vorgenommen worden war und bis

34*

zur Einlieferung in unser Lazarett vortreffliche Dienste leistete. An dem
Vorderteil eines Unterkieferabdrucklöffels, der über die Zahnreihe des losgerissenen Oberkiefers passte, war rechts und links ein Aluminiumflügel

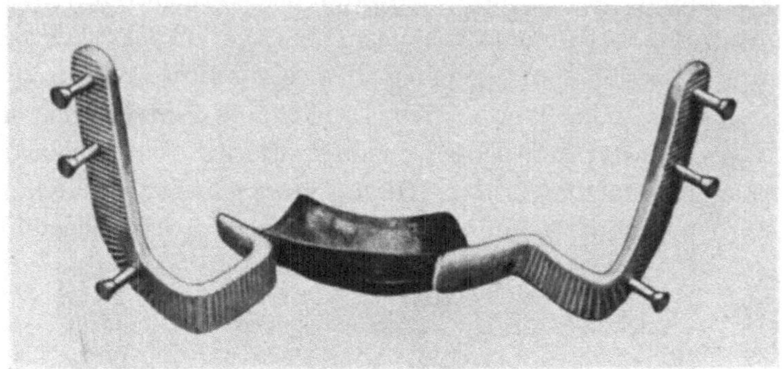

XIV. Abb. 42.

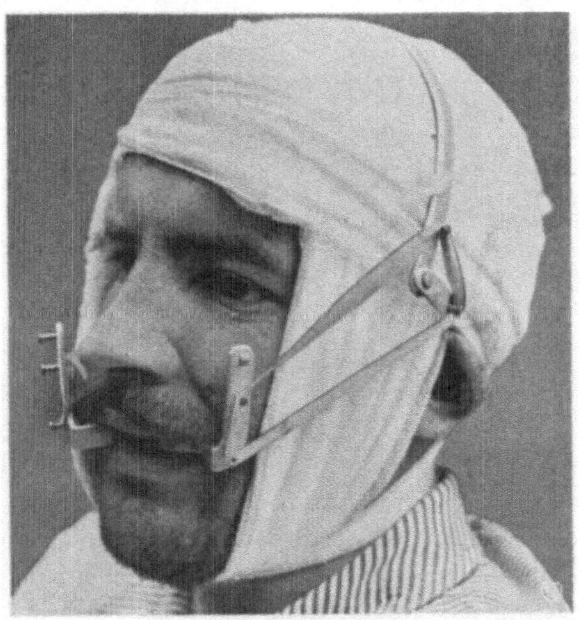

XIV. Abb. 43.

angenietet worden (Abb. 42), dann hatte man den Löffel mit Abdruck-
masse gefüllt über die Zähne gedrückt und nach dem Erhärten der Masse
Gummizüge von den Knöpfen der Flügel zu einem über dem Kopf-
verband gelegten Aluminiumbügel geführt. Durch diese ebenso einfache

wie praktische Vorrichtung war die Festhaltung des verletzten Oberkiefers so lange gewährleistet, bis hier die Anlegung eines definitiven
Stützapparates erfolgte.

In der Regel sind es vom Kopfe getragene Hauben, Bandagen
oder Binden, von denen aus die Stützung des herabgesunkenen Oberkiefers erfolgt. Wir haben anfangs, dem Beispiel Bimsteins folgend,
fast ausschliesslich Kopfhauben verwandt, die aus einem breiten Stirn
und Hinterkopf umgreifenden Lederstreifen und 2 sich über dem Kopf
kreuzenden breiten Riemen bestanden, unter denen eine netzartige Kopf-

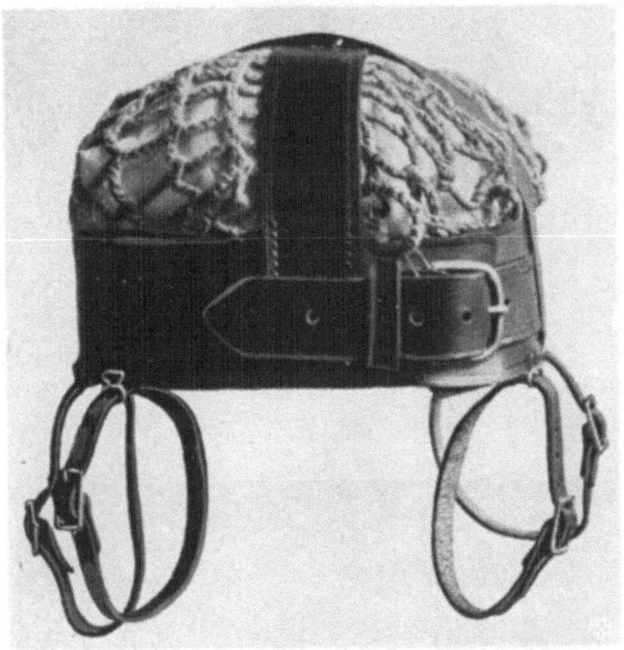

Abb. 44.

haube lag, die sich weich der Kopfform anlegte (Abb. 44). Diese Haube
eignet sich namentlich für solche Fälle, in denen jeglicher Druck ganz
besonders vermieden werden muss; auch ist es nicht selten für eilige
Fälle von Wert, eine fertige Kopfhaube zur Hand zu haben. Inzwischen
sind wir dazu übergegangen, für die Mehrzahl der Fälle die Stützung
mit Hilfe einer um den Kopf gelegten Gipsbinde vorzunehmen.

Die Herstellung einer Kopfhaube aus einer Gipsbinde erfolgt in
der Weise, dass zunächst ein 3 mm starker Nickelindraht nach dem Kopf
gebogen und um Stirn und Hinterkopf gelegt wird. Damit sich die

Gipsbinde fest mit diesem Draht verbindet, werden an mehreren Stellen
seines Verlaufes breite Metallblechstreifen vorgelötet, ebenso werden

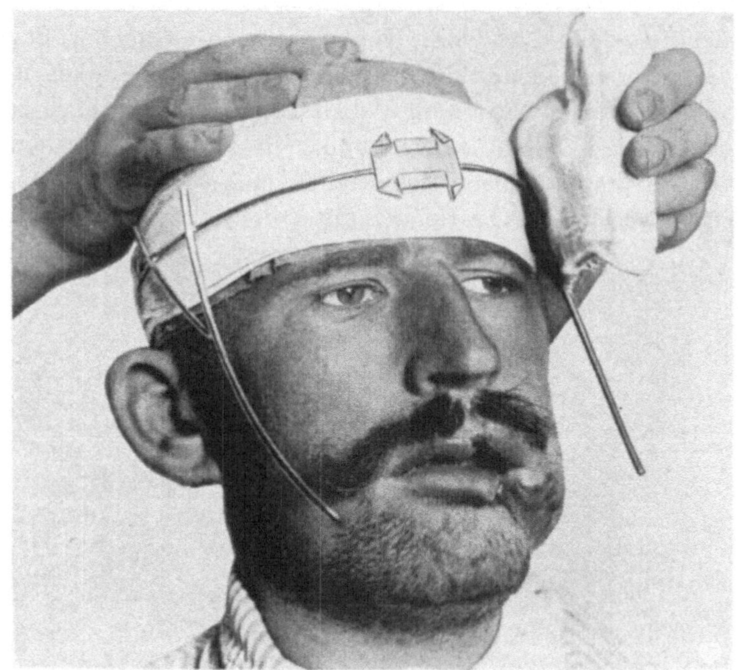

Abb. 45.

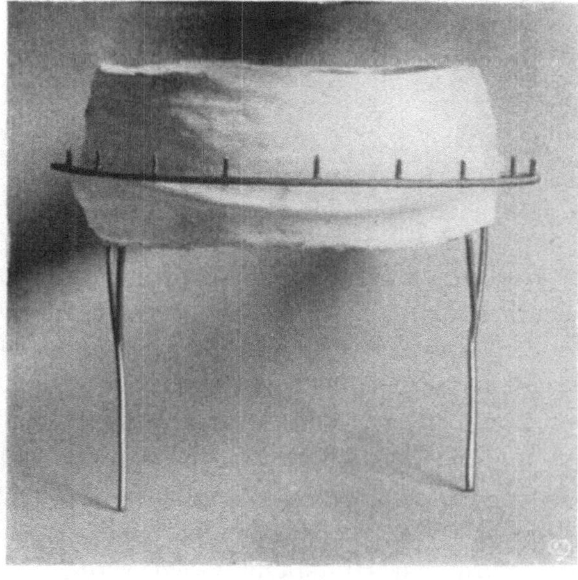

Abb. 46.

Drahtarme an den Reif angelötet, die auf beiden Seiten neben den Wangen herabragen. Beim Anlegen der Binde werden zunächst 2—3 Wickelungen mit der in Wasser getauchten Gipsbinde um den Kopf gemacht, dann

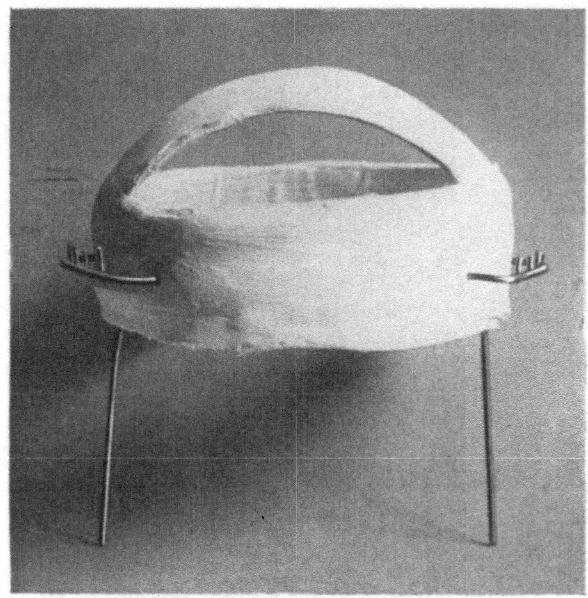

Abb. 47.

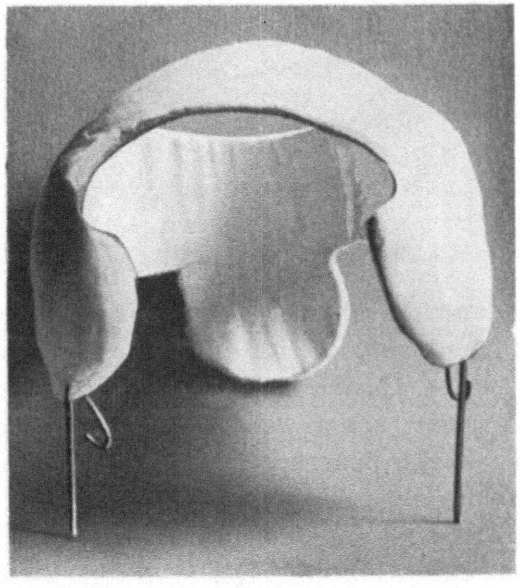

Abb. 48.

das Drahtgestell (Abb. 45) aufgesetzt und die weiteren Wickelungen
über den Draht hinweg vorgenommen, bis zur gewünschten Stärke der
Haube. Um das Ankleben des Gipses an den Haaren zu vermeiden,
werden dieselben vorher kurz geschnitten und ein Billroth-Batiststreifen
um den Kopf gelegt, auf welchen dann die Gipsbinde gewickelt wird.

Wir verwenden drei Formen von derartigen Kopfhauben, die
einfache Binde um Stirn und Hinterkopf, die so hoch anzulegen ist,
dass sie nicht über die Augen und über den Hinterkopf hinunter rutschen

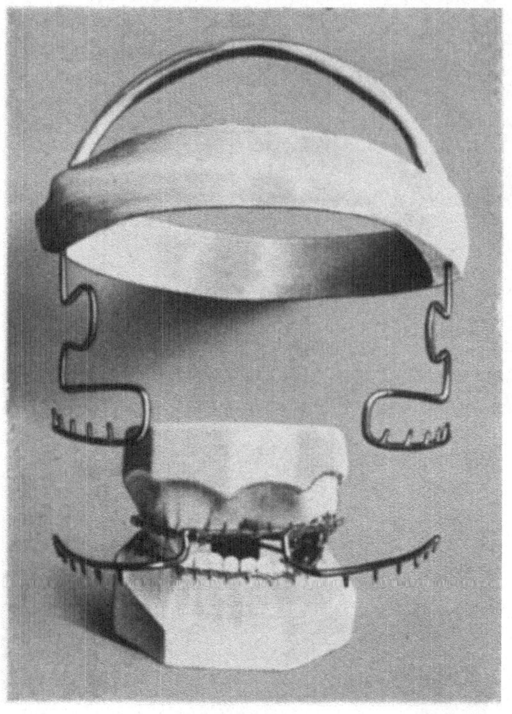

Abb. 49.

kann (Abb. 46), dann die gleiche Binde, mit einer über den Scheitel
geführten Verbindung (Abb. 47), die dann angewandt wird, wenn die
Kopfform ohne solchen Querstreifen ein Herabrutschen der Binde be-
fürchten lässt. Drittens kann, wenn die Stirn freibleiben muss, weil
während des Tragens des Apparates ein Lappen für chirurgisch-plastische
Zwecke dort entnommen werden soll, die Binde und das Drahtgestell an
den Schläfen zum Scheitel empor und von einer Seite zur anderen geführt werden, wie dies Abb. 48 zeigt. Ein auf jeder Seite bis in die
Gegend des Augenwinkels nach vorne reichender Fortsatz und eine

hinten über das Hinterhaupt greifende Schuppe bewirkt ein besseres Festsitzen der Binde.

Die Kopfhaube, aus einer Gipsbinde hergestellt, wird im allgemeinen sehr gut und ohne Beschwerden ertragen. Nur wenn sie nicht richtig gewickelt ist, zeigen sich grosse Unbequemlichkeiten (Kopfschmerzen). Die Binden bleiben auch während des Schlafens auf dem Kopf und verschieben sich, wenn sie richtig angelegt sind, nicht. Der Patient kann derartige Kopfhauben selbst auf- und absetzen. An der Gipsbinde selbst oder an ihren Drahtarmen sind eine Anzahl nach oben gerichteter Häkchen angebracht, die zur Herstellung der stützenden Verbindung mit dem intraoralen Teile des Verbandes dienen. Von dem intraoralen Oberkieferverbande ragen Drahtarme aus dem Munde heraus vom Mundwinkel über die Wangen hin. Diese Arme zeigen eine Reihe nach unten gerichteter Häkchen (Abb. 49). Zwischen den oberen und den unteren Haken werden Gummizüge, Ligaturen oder Riemen angebracht, je nachdem, ob eine Hebung und Aufrichtung des herabgesunkenen Kiefers oder, nachdem dieselbe erfolgt ist, lediglich eine Stützung erforderlich ist. Um die hebende Kraft zu stärken, können federnde Arme von der Gipsbinde herabragend angebracht werden (Abb. 49).

Die äussere Apparatur der extra-intraoralen Oberkieferstützverbände lässt sich zwar in mannigfacher Weise modifizieren, in der Mehrzahl der Fälle aber wird man sich der vorbeschriebenen Mittel bedienen. Der im Munde wirkende Teil des Gesamtapparates, durch den die unmittelbare Stützung und Umfassung des aufzurichtenden Oberkiefers erfolgt, muss den in jedem Einzelfall vorliegenden Verletzungsverhältnissen entsprechend konstruiert werden. Die Art dieser Konstruktion wird unter anderem davon abhängen, ob eine geschlossene Zahnreihe, mehrere oder nur einzelne Zähne als Angriffspunkte vorhanden sind, ob Frakturen und Defekte des Alveolarfortsatzes und des harten Gaumens bestehen; sie wird sich weiter danach richten, ob gleichzeitig mit der Hauptaufgabe des Gesamtapparates andere Zwecke, wie beispielsweise die Stützung der in sich zusammengesunkenen Nase oder die Schaffung von Unterlagen für die Deckung benachbarter Weichteildefekte ins Auge gefasst und von dem gleichen Stützapparat aus bewirkt werden sollen, von dem aus die Aufrichtung des Oberkiefers erfolgt. Wir werden verschiedene Formen von Oberkieferverbänden, wie sie von einer Kopfhaube aus gestützt, sich zur Anwendung bringen lassen, in folgendem veranschaulichen.

Die einfachsten Verhältnisse liegen dann vor, wenn der Oberkiefer, als Ganzes abgerissen, ohne in sich gebrochen zu sein, eine grössere

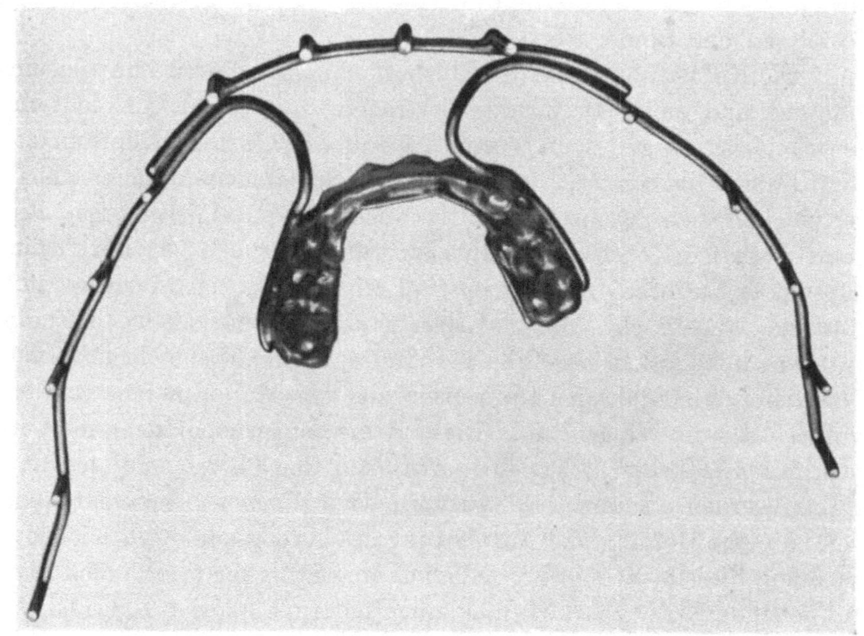

XV.   Abb. 50.

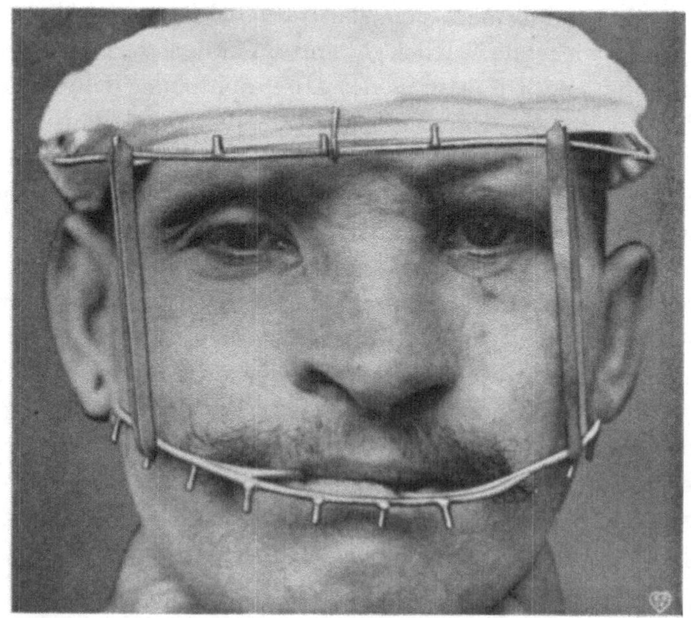

XV. · Abb. 51.

Anzahl feststehender Zähne in sich trägt, die für die Stützung von einer fortlaufenden, gestanzten Metallkappe oder einem Drahtverband umgriffen

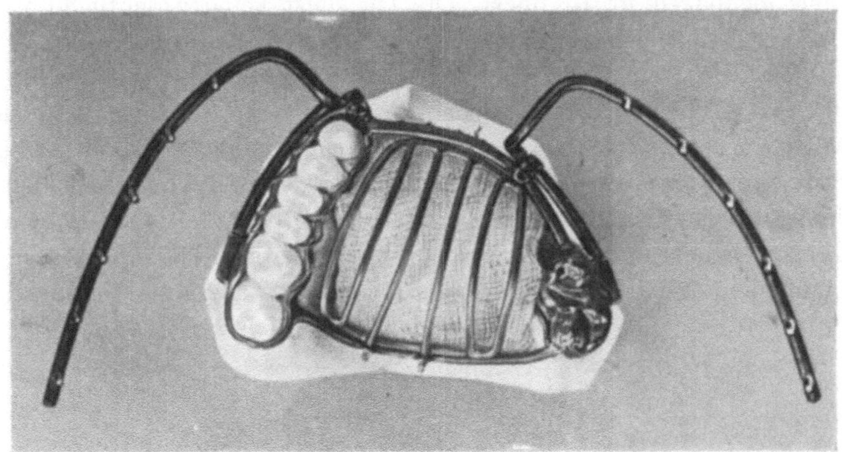

XVI.   Abb. 52.

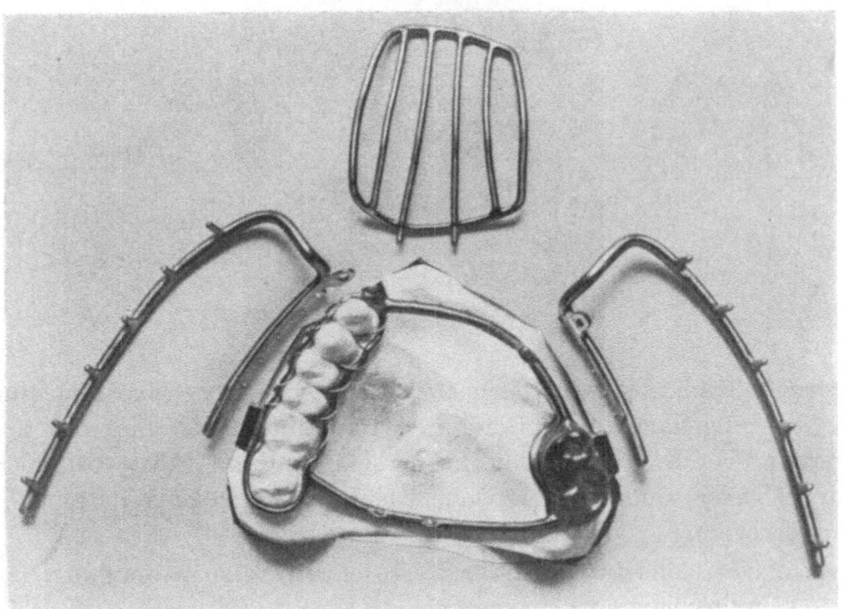

XVI.   Abb. 53.

werden können.   Abb. 50 zeigt den für einen derartigen Fall (XV.) angewandten Apparat, der die ganze Zahnreihe des Oberkiefers mit einer aufzementierten Metallkappe umfasst.   Der Oberkiefer war durch ein Gewehr-

geschoss, das unter dem linken Auge eingedrungen und unter dem rechten Auge ausgetreten war, von seiner Basis getrennt, auf der rechten Seite war der Jochbogen zertrümmert. Es lag sonst keine wesentliche Verletzung des Knochengerüstes und der deckenden Weichteile vor. Der ganze Oberkiefer war stark beweglich und sowohl seitlich wie vor- und rückwärts verschiebbar. Die Behandlung war eine äusserst einfache. Zunächst wurden kräftige Gummizüge von der Kopfhaube zu den Armen des Stützapparates gespannt, die zu einem vor dem Munde herreichenden halbkreisförmigen Bügel ausgestaltet waren (Abb. 51). Die Aufrichtung des Oberkiefers war in wenigen Tagen erfolgt, so dass an Stelle der Gummizüge einfache Bänder treten konnten, die den Oberkiefer so lange in der

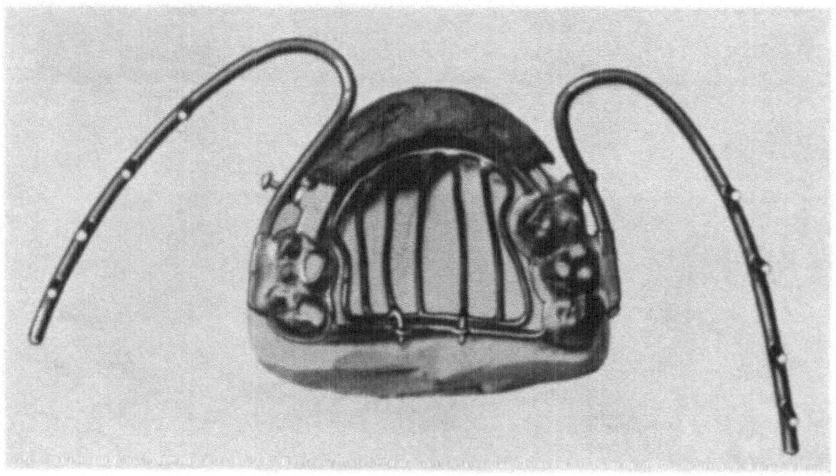

Abb. 54.

Ruhelage hielten, bis sich nach $2^1/_2$ Monaten eine völlige Anheilung desselben feststellen liess. Geringe Artikulationsfehler, die sich nach Entfernung der Kappe zeigten, glichen sich bald von selbst aus, ebenso verlor sich eine anfangs bestehende leichte Empfindlichkeit der Zähne des Oberkiefers.

Ein Oberkieferstützapparat, der in einem Falle Anwendung fand, in welchem neben einer Lockerung des Kiefers im ganzen, Alveolarbrüche und der Verlust des Alveolarfortsatzes mit den darin stehenden Zähnen vom kleinen Schneidezahn der rechten Seite bis einschliesslich des ersten Molaren der linken Seite vorlag, zeigt (XVI.) Abb. 52. Die Zähne des rechten Alveolarteiles sind von einem Drahtverband umgriffen, der zweite und dritte Mahlzahn der linken Seite sind mit untereinander verbundenen Kronen versehen.   Von dem Drahtverband der rechten Seite zu dem Kappenverband der linken Seite werden ganz hinten dem Gaumendach folgend und vorne im Verlaufe des Alveolarfortsatzes starke Drahtverbindungen hergestellt.   Die hintere Strebe hat in ihrer

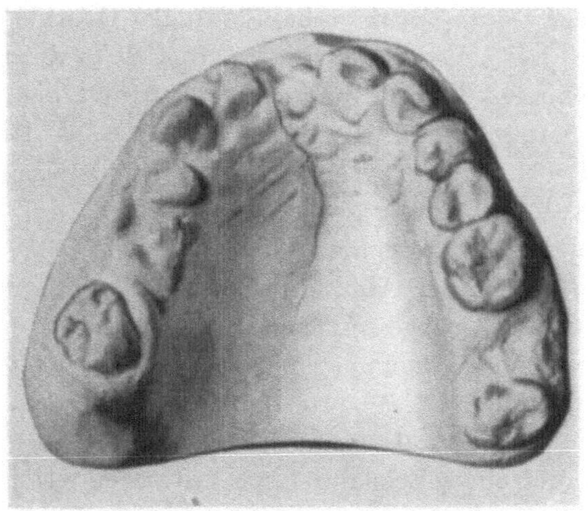

XVII.   Abb. 55.

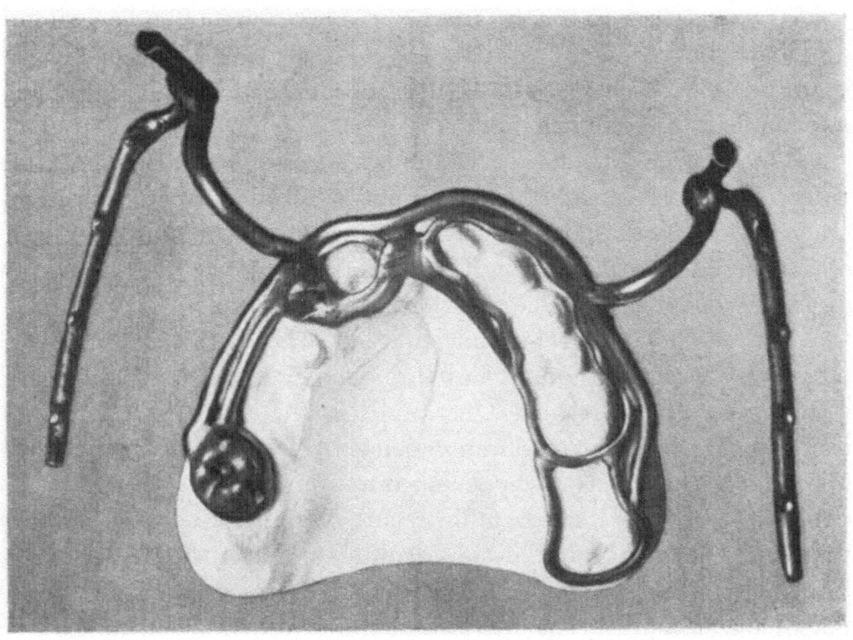

XVII.   Abb. 56.

Mitte zwei kleine Ösen zur Aufnahme der Spitzen eines Verbandhalters für die verletzte Gaummenpartie. Die aus dem Munde herausragenden Arme sind abnehmbar gemacht, um den übrigen Apparat im Munde belassen zu können, nachdem sich eine Stützung des ganzen Kiefers erübrigt. Abb. 53 zeigt den Apparat in seinen einzelnen Teilen.

Abb. 54 zeigt einen Stützverband für den Oberkiefer, der auf der linken Seite die drei Molaren, auf der rechten Seite die beiden hinteren Molaren mit Kappen umfasst und in der Gegend der Schneide- und Eckzähne eine Kautschukaufwulstung trägt. Diese ist bestimmt bei der chirurgischen Deckung eines bestehenden Lippendefektes als Unterlage zu dienen.

Eine halbseitige Losreissung und Senkung des Oberkiefers bestand in einem Falle (XVII.), den Abb. 55 wiedergibt. Es musste hier erst die Hebung der rechten herabgesunkenen Bruchhälfte bis in das normale Niveau vorgenommen werden, ehe eine gleichmässige Stützung des ganzen Kiefers erfolgen konnte. Diese wurde dadurch erreicht, dass der in Abb. 56 wiedergegebene Apparat auf der rechten zu hebenden Seite mit Hilfe einer Molaren- und einer Eckzahnkappe festzementiert wurde, während man die ganze linke Hälfte nur lose von dem Drahtverband umgreifen liess und diesem nach der Zahnfleischgrenze hin soviel Spielraum gab, dass der Drahtverband erst dann an seinen richtigen Platz gelangte, nachdem durch den auf beide Arme von einer Kopfhaube her wirkenden Gummizug die rechte Kieferhälfte in die normale Lage gehoben war. Der Apparat hielt den ganzen Kiefer alsdann umfasst bis zur völligen Anheilung der losgerissenen Seite.

Je ausgedehnter die Zertrummerung des Oberkiefers ist und je weniger Zähne als intraorale Stützpunkte für den Apparat vorhanden sind, um so schwieriger ist naturgemäss die Wiederaufrichtung und Festhaltung der vorhandenen Oberkieferbruchstücke und um so vielseitiger ist die Aufgabe, die uns hierdurch erwächst.

Ein Fall dieser Art sei im folgenden (XVIII.) beschrieben. Es handelt sich um eine Verletzung durch Gewehrgeschoss. Der Einschuss liegt in der rechten Oberlippe, die ganze Oberlippe bis auf einen etwa 2 cm breiten Teil der linken Seite ist verloren gegangen. Der Defekt reicht bis dicht unter die Nase, die Unterlippe ist durchtrennt und hängt tief herab (Abb. 57). Das Geschoss hat die rechte Wange vollständig aufgerissen bis an den unteren Rand des horizontalen Kieferastes in der Gegend des Kieferwinkels. Im Oberkiefer fehlt der Alveolarfortsatz und ein Teil des harten Gaumens in einer Ausdehnung vom linken kleinen Schneidezahn bis in die Gegend des zweiten Molaren der rechten Seite. An Zähnen sind nur die beiden Bikuspidaten und der erste Mahlzahn der linken Seite vorhanden. Der Rest des Gaumens mit dem linken Alveolarteil ist von seiner Basis gelöst und stark verschiebbar. Im Unterkiefer ist der rechte horizontale Ast vollständig zertrümmert, es fehlen hier alle Zähne vom mittleren Schneidezahn ab; die linke Unterkieferhälfte ist stark zungenwärts verlagert. Nachdem eine oberflächliche Verheilung

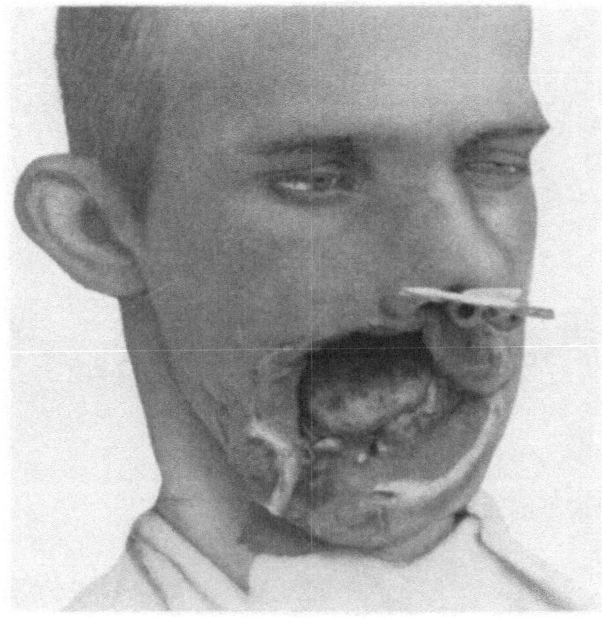

XVIII. Abb. 57.

des Wundgebietes eingetreten ist, wird mit der Konstruktion eines Stützapparates begonnen, der die folgenden Aufgaben zu erfüllen hat:

1. Die Stützung des zertrümmerten Gaumendaches und der linken Kieferhälfte,
2. Anbringung eines Zwischenlagers zwischen der rechten Wange und dem Wundgebiet des Unter- und Oberkiefers, um dort unerwünschte Verwachsungen zu verhindern,
3. Schaffung einer Unterlage für den chirurgischen Wiederaufbau der Oberlippe.

Dieser mehrfache Zweck wurde durch einen in Abb. 58 veranschaulichten Apparat erreicht. Derselbe besteht aus einem starken vierkantigen Drahtbügel mit zwei wangenwärts aus dem Munde ragenden Armen. Der rechte Arm, also derjenige der Seite, auf der der Kiefer-

körper fehlt, ist an den Bügel angelötet, während der Arm der linken
Seite, dessen Entbehrlichkeit nach Anheilung des von ihm gestützten
Kieferkörpers zu erwarten steht, dadurch abnehmbar ist, dass sein
Mundende in einer viereckigen dem Drahtbügel angelöteten Kanüle
Aufnahme findet. Von der inneren Mitte des Drahtbügels führen zwei
bajonettförmig gebogene Drahtarme nach oben, diese tragen ein gewölbtes
Schild zur Stütze des noch vorhandenen Gaumenteiles.   Am rechten

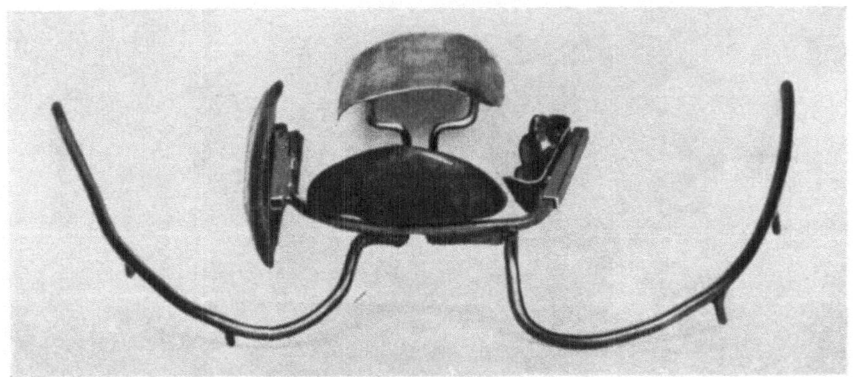

XVIII.   Abb. 58.

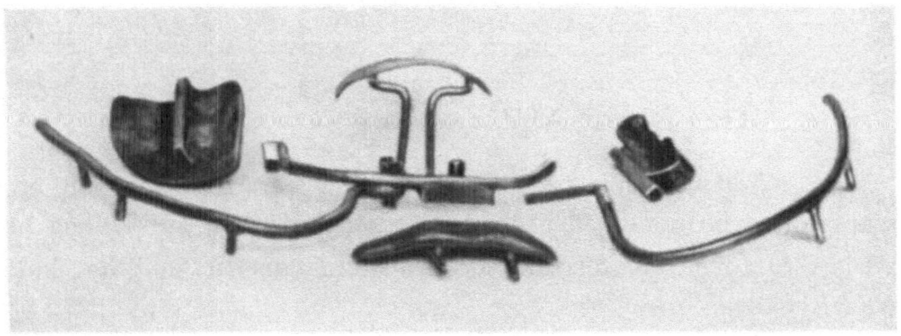

XVIII.   Abb. 59.

Ende des Drahtbügels ist eine Vierkantkanüle angebracht zur Aufnahme
des Stieles eines Wangenschildes, das linke Ende des Bügels wird in eine
Kanüle geschoben, die an einer dem Eckzahn und den beiden Prämolaren
der linken Seite aufzementierten gestanzten Kappe angebracht ist.
Am vorderen inneren Teil der Bügel sind zwei senkrechte Röhren angebracht, um die Stifte eines Zinnschildes aufzunehmen, das als Unterlage für den chirurgischen Wiederaufbau der Lippe dienen soll.   So

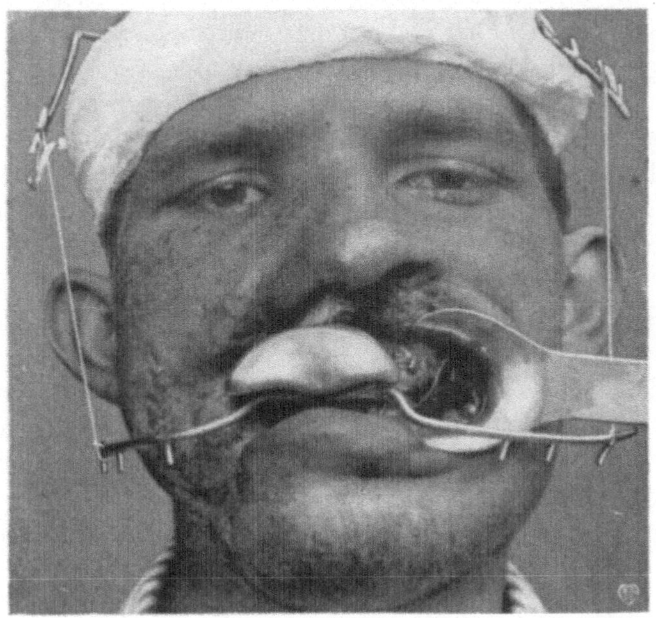

XVIII. Abb. 60.

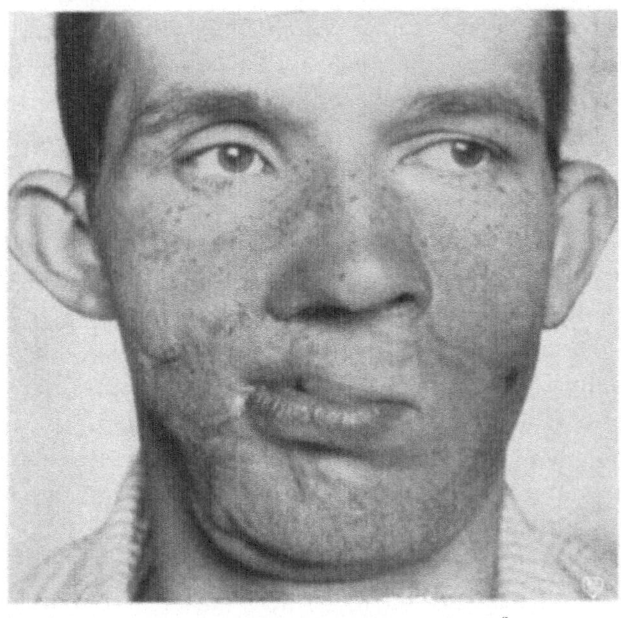

XVIII. Abb. 61.

lässt sich das Lippen- und Wangenschild für sich entfernen, der ganze Apparat ist herausnehmbar und nur die gestanzte Kappe ist aufzementiert. Abb. 59 zeigt den Apparat in seine Teile zerlegt.

Das linke zungenwärts verlagerte Unterkieferbruchstück wird mit einem Drahtverband versehen, in die normale Stellung hinübergezogen und durch eine schiefe Ebene festgehalten, die an der Wangenseite aufragend, an dem Drahtbügel des Oberkiefers Führung gewinnt, wie dies aus Abb. 60, die den Apparate in situ zeigt, ersichtlich ist.

Die Anheilung der linken Kieferhälfte und die Verheilung des Gaumendaches und der Alveolarpartie der rechten Seite hat sich gleichzeitig mit der Schliessung der Weichteildefekte der Oberlippe und der rechten Wange vollzogen. Im Unterkiefer hat inzwischen eine Knochenüberpflanzung stattgefunden, um die Kontinuität des Kiefers wiederherzustellen. Im Oberkiefer muss noch eine Dehnung der narbig stark kontrahierten Gewebe der Wange vorgenommen werden, ehe eine Prothese zum Ersatz des zugrunde gegangenen Alveolarfortsatzes der rechten Seite und der Vorderzähne eingefügt werden kann.

Es liesse sich die Reihe der verschiedenartigen Oberkieferstützverbände noch durch zahlreiche Beispiele anderer Art verlängern. Da gerade die Oberkieferverletzungen überaus häufig durch die mannigfachsten Gesichtsbeschädigungen kompliziert sind, ergibt es sich von selbst, dass die Konstruktion ihrer Verbände sich vielen Zwecken anpassen muss. Ich verweise auf die in meiner Arbeit über die prosoporthopädischen Massnahmen enthaltenen Beispiele und möchte zum Schluss noch kurz auf die Wandlung und Entwickelung hinweisen, die unsere Ansichten hinsichtlich einiger Punkte der Kieferstützung im Laufe des Krieges erfahren haben.

Es stand in der Zeit, in der wir die ersten Erfahrungen in der Behandlung der Kriegsverletzungen der Kiefer gewannen und die aus der Friedenszeit übernommenen Hilfsmittel und Apparate der Eigenart und Mannigfaltigkeit der jetzt vorliegenden Verletzungen entsprechend auszubauen bestrebt waren, nicht zu erwarten, dass die lange Dauer des Krieges uns Gelegenheit geben würde, die von uns angewandten Methoden und Hilfsmittel so lange, so gründlich und an so vielen untereinander ähnlichen und doch wieder voneinander abweichenden Fällen zu erproben. Wir haben diese Gelegenheit wahrgenommen und sind dem eigenen Vorgehen fortgesetzt kritisch gefolgt. Es hat sich dies als äusserst nützlich erwiesen und in manchen Abschnitten des Gesamtgebietes unserer Tätigkeit dazu geführt, unser Urteil über die Zweckmässigkeit dieser und jener Massnahmen zu ändern, vorgefasste

Meinungen aufzugeben und hier und da andere Wege einzuschlagen, wie im Anfang.

In manchen der dabei entstehenden Fragen dürfte ein endgültiges Urteil noch auszusetzen sein, in anderen haben die Resultate bereits gesprochen und bewiesen. Ich verweise hier auf die für die Erfolge überaus wichtigen Änderungen in manchen Punkten des Verfahrens der Knochenüberpflanzung, über die Lindemann in diesem Hefte berichtet, aber auch auf demjenigen Gebiete, von dem diese Arbeit spricht, der Indikationsstellung für die Anwendung der verschiedenen Kieferstützapparate, sind wir prüfend und suchend vorgegangen, haben einiges aufgegeben und manches hinzugenommen. So war es das Prinzip der Gleitschiene, das begreiflicherweise in besonderem Masse unser Interesse in Anspruch nahm. Wir sahen wieder und wieder, dass die Führung, die, wenn die Heilung des defekten Kiefers in der Funktion erfolgen soll, durch die Gleitschiene für die Bewegung der Kiefer gegeneinander notwendig gewonnen werden muss, entschieden noch eine bessere und strengere werden muss, wie sie sich durch die meisten seither angewandten Gleitschienen erreichen lässt. Die Konstruktion der Gleitschiene muss es möglich machen, sie so einzustellen und anzubringen, dass sie der jeweilig vorliegenden Abweichungstendenz äusserst exakt entgegenarbeitet. Es würde zu weit führen, das Kapitel der Gleitschiene hier nochmals zum Gegenstand einer eingehenderen Besprechung zu machen, ich möchte nur darauf hinweisen, dass wir neben der brauchbarsten auch von uns am meisten angewandten Schröderschen Schiene neuerdings nicht selten die von Riechelmann angegebene Gleitschiene gerade in solchen Fällen zur Anwendung brachten, wo eine besonders schwer zu überwindende Neigung zur Dislokation der Bruchstücke oder des ganzen Kiefers vorlag. Unter den heute vorhandenen Modellen erscheint uns die Riechelmannschiene als diejenige, die allen Abweichungsmöglichkeiten und Dislokationen am kräftigsten entgegenwirkt und die vor allem auch, wenn es sich um die absolute Feststellung der Kiefer gegeneinander handelt, zugleich mit einer Verschnürung der Drahtverbände einen ausgezeichneten Halt gibt.

Zu einer völligen Feststellung der Kiefer sind wir aber — und damit komme ich zu einer weiteren Erfahrung des letzten Jahres — in einer grossen Anzahl von Fällen übergegangen und haben dann möglichst kräftige Mittel angewandt, um jede Bewegung der umfassten Bruchstücke und der untereinander verbundenen Kiefer auszuschalten. Die Erfahrung lehrte uns, dass sich die Einheilung der Transplantate nach einer Knochenplastik weit sicherer bei völliger Ruhelage der Kiefer

35*

vollzog, auch erwies es sich als wesentlich leichter, die Verheilung des verpflanzten Knochenstückes an seinem distalen Ende mit einem an sich beweglichen zahnlosen Kieferstumpfe herbeizuführen, wenn das Haupt-

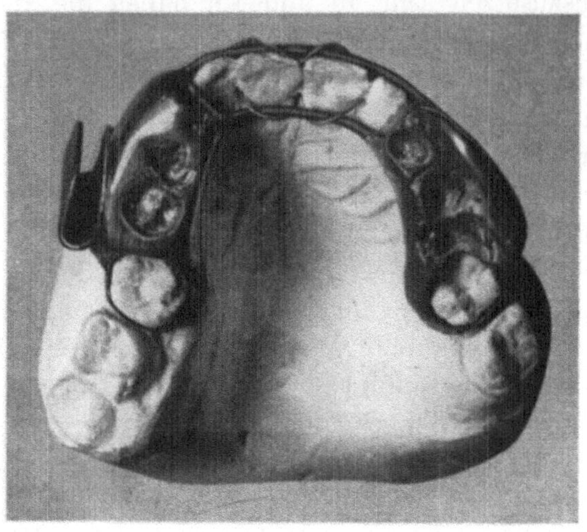

XIX. Abb. 62.

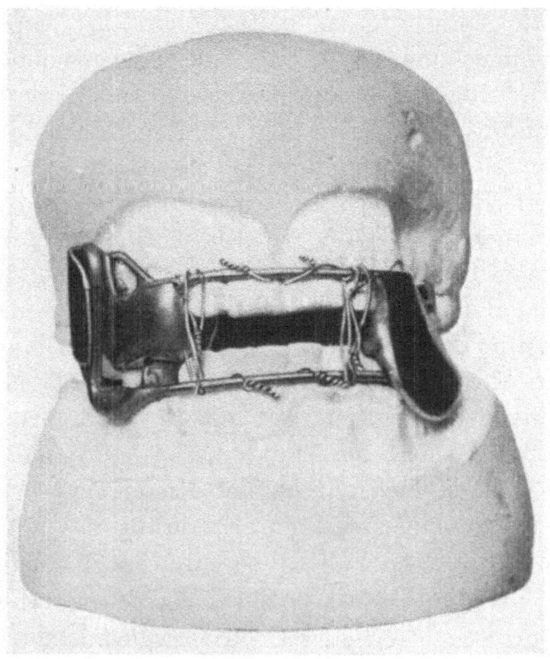

XIX. Abb. 63.

bruchstück der anderen Seite festgestellt und dadurch die Bewegung des Kiefers verhindert war.

Aber nicht nur nach der Schliessung eines Knochendefektes durch eine Knochentransplantation zeigte sich die Feststellung der Kiefer als für die Verheilung förderlich. Veranlasst durch den unzweifelhaften Nutzen, den die Inruhestellung hier brachte, haben wir auch da, wo eine spontane Wiederherstellung der knöchernen Verbindung zu erwarten stand, durch eine völlige Feststellung der Kiefer den Heilverlauf günstig zu beeinflussen gesucht und die Erfahrung scheint diesem Vorgehen recht zu geben, Weitere Untersuchungen und vergleichende Beobachtungen, ob und wo die absolute Feststellung indiziert ist, werden auch diese Frage klären helfen und die Bedingungen für ihre Beantwortung im Einzelfalle erkennen lassen. Dass die Ernährung der Patienten durch die feste Verbindung der Kiefer miteinander erschwert ist, darf selbstverständlich angesichts eines durch sie für die Heilung erreichten Nutzens nicht ins Gewicht fallen. Wo Zahnlücken vorhanden sind — und das ist ja bei Kieferverletzungen zumeist der Fall — lässt sich die Nahrungszufuhr leicht bewerkstelligen. Sind die Zahnreihen bis etwa zum zweiten Prämolaren festgeschlossen, so haben wir die Kiefer in normaler, also der richtigen Artikulation der Zahnreihen entsprechenden Öffnungsbewegung etwa 1 cm voneinander entfernt, festgestellt, indem wir auf den Drahtverbänden oder Kappen, die die Zähne umschliessen, in einem Teile ihres Verlaufes Zinnklötze mit Einbisslagern für die Zähne des Gegenkiefers anbrachten und über diese hin dann die Verschnürung der Kiefer gegeneinander vornahmen (XIX.). Im vorderen Teile des Verlaufes der Zahnreihen blieb dann eine Lücke, die für die Einführung der Nahrung ausreichte (Abb. 62 und 63). Eine besonders sorgfältige Spülung der Mundhöhle mit Hilfe des Irrigators wird selbstverständlich in diesen Fällen stets angeordnet und überwacht.

Dass eine solche Ausserfunktionsstellung der Kiefer während der Verheilung der Bruchstücke des Unterkiefers auf das von Port bereits vor Jahren durch die von ihm eingeführte Schiene vertretene Prinzip zurückgreift und demselben für viele Fälle recht gibt, sei besonders hervorgehoben.

Über Massnahmen zur Beseitigung von Störungen des Sprechvermögens und der Beweglichkeit der Gesichtsmuskulatur nach Verletzungen der Kiefer und ihrer Umgebung.

Von

Professor **Christian Bruhn**, Düsseldorf.

Es würde als eine unzulängliche Versorgung der Verletzungen der Kiefer und ihrer Umgebung gelten müssen, wenn lediglich eine Wiederherstellung des Zusammenhanges der verletzten Teile in ihrer äusseren Form und der Gebrauchsfähigkeit für den Kauakt als Ziel der Behandlung gelten würde. Selbstverständlich ist hierin eine Hauptaufgabe zu sehen, deren Erfüllung zumeist grundlegend für die Gesundung des ganzen von der Verletzung betroffenen Gebietes ist, daneben aber sind während und nach dem Wiederaufbau der verletzten und zerstörten Partien überall Rücksichten auf die Funktion der benachbarten Organe zu nehmen und, sofern dieselbe durch die Verletzung herabgesetzt oder gänzlich gehemmt war, bei und nach dem chirurgischen Wiederaufbau alle erforderlichen Massnahmen zu ihrer Wiederherstellung zu treffen. Aus diesem Grunde ist bei allen Kieferverletzungen, bei denen eines der benachbarten Organe irgendwie in Mitleidenschaft gezogen scheint, eine fachärztliche Untersuchung vorzunehmen. Die stetige innige Zusammenarbeit der die Verletzungen der Kiefer und ihrer Umgebung behandelnden Ärzte und Zahnärzte mit dem Otorhinolaryngologen und mit dem Augenarzte muss daher als eine dringende Notwendigkeit gelten.

Über diese Versorgung der benachbarten Sinnesorgane hinaus sollte bei Behandlung der Kiefer- und Gesichtsverletzungen die Aufmerksamkeit der behandelnden Ärzte und Zahnärzte in höherem Masse, wie dies wohl allgemein geschieht, auch auf die Bedeutung der Verletzung für das Sprechvermögen des Patienten und, wo dasselbe beeinträchtigt erscheint, auf eine möglichst vollkommene Wiederherstellung desselben gerichtet sein. Zugleich sollten bei und nach dem chirurgischen Wiederaufbau der zerstörten Gesichtspartien alle irgendwie verfügbaren Mittel aufgewendet werden, um die Beweglichkeit und mimische Funktion der Gesichtsmuskulatur wieder herzustellen. Wir beabsichtigen im folgenden einen Überblick über die Wege zu geben, die zur Erfüllung dieser beiden Aufgaben zu gehen sind und fassen dieselben hier zusammen, da sie sich ergänzen und ähnliche Mittel erfordern, die sich sehr wohl gleichzeitig in Anwendung bringen lassen.

Für das Sprechvermögen sind vor allem die Verletzungen der Zunge, des zahntragenden Kieferfortsatzes, der Lippen, sowie des harten und des weichen Gaumens von Bedeutung. Alsdann kommen die bei Gesichtsverletzungen häufigen narbigen Kontrakturen der Wangen in Betracht, die eine Verengung des ganzen Mundraumes zur Folge haben und dadurch die Sprechbewegungen der Zunge und die Lautbildung erschweren. Schliesslich ist in vielen Fällen die Kieferklemme in ihren mannigfachen Formen Ursache für eine Beschränkung des Sprechvermögens.

Die Einschränkung bzw. Aufhebung der normalen Funktion der Zunge nach Kieferverletzungen kann durch Lähmungserscheinungen verursacht sein, die in der Regel auf eine Durchtrennung oder Beschädigung des N. hypoglossus zurückzuführen sind, sie kann weiter in einer Verstümmelung der Zunge, im Verlust der Zungenspitze, Defekten des Zungenkörpers und in Formveränderungen narbigen Charakters ihre Ursache haben. Schliesslich ist in sehr vielen Fällen die Anheftung der Zunge durch Narbenstränge an die Wangen und Lippen oder den Zungengrund an der Beschränkung ihrer Beweglichkeit und Gebrauchsfähigkeit schuld.

Eine Störung der mimischen Funktion der Gesichtsmuskulatur wird durch die Aufhebung der Kontinuität der die einzelnen Gesichtspartien versorgenden Nerven infolge der Verletzung selbst oder einer nachträglichen Durchtrennung verursacht. Die Funktionsstörungen, die durch eine Verletzung der feineren Nervenverbindungen bedingt sind, verlieren in der Regel bald durch neu entstehende Verbindungen ihre Bedeutung. Für die Behandlung der Verletzungen der Innervation des Gesichts sind hauptsächlich die Anwendung des faradischen Stromes, eine tägliche Massage und die Narbenexzision von Bedeutung. Bei der letzteren kommt es weniger auf die Auffindung der durchtrennten Nervenendigungen und ihrer Wiederverbindung an, als wie auf die Beseitigung narbiger, der spontanen Wiedervereinigung hinderlichen Gewebe. Liegt eine Durchtrennung eines der grossen Nervenstämme vor, so kann in geeigneten Fällen durch Anlegung einer Nervennaht die Wiederherstellung der Kontinuität erzielt werden. Für frische Fälle bietet das Verfahren, falls nicht zu grosse Strecken in Verlust geraten sind, alle Aussicht auf Erfolg. Liegt aber die Durchtrennung schon ein halbes Jahr oder länger zurück und hat infolgedessen eine weitgehende retrograde Degeneration stattgefunden, so ist die Prognose im ganzen erheblich ungünstiger und jedenfalls sehr abhängig von den im einzelnen Falle gegebenen örtlichen Verhältnissen. Es wurde hier bisher in vier Fällen eine Naht im Verlaufe des N. facialis angelegt. Die geringe Zahl könnte auffallen, jedoch erklärt sich dieselbe dadurch, dass bei den ausgedehnten Weichteilzerstörungen, die in den meisten Fällen vorliegen, die Prognose zumeist an sich ungünstig schien und daher die Möglichkeit einer funktionell nützlich wirkenden Wiedervereinigung auch seitens des in allen derartigen Fällen zu Rate gezogenen Neurologen nicht angenommen werden konnte.

In einem der genannten vier Fälle musste zunächst eine Aufmeisselung des Can. Fallopii und damit die Freilegung des Stammes erfolgen; die darauf (sieben Monate nach der Verletzung) vorgenommene Nervennaht führte zu einem äusserst günstigen Resultat. In den drei weiteren Fällen handelte es sich um Verletzungen, die schon mehr als neun Monate zurücklagen und eine mehrfache Durchtrennung der Weichteile der Wange in vertikaler Richtung aufwiesen. In einem Fall trat eine Besserung besonders hinsichtlich der Schliessungsmöglichkeit der Augenlider ein, während sich die Beweglichkeit des Mundwinkels nicht in gleichem Masse wieder einstellte. In den beiden anderen Fällen befriedigte 6 bzw. 7 Monate nach der Operation das Resultat noch keineswegs.

Die nach längerer nervenärztlicher Beobachtung seitens des Chirurgen in fünf Fällen vorgenommene Wiedervereinigung des N. hypoglossus brachte das Resultat, dass in einem Falle, in dem die Naht vier Monate nach der Verletzung gelegt wurde, eine fast völlige Wiederherstellung der Funktion erfolgte. In zwei Fällen, in denen die Naht 8 Monate nach der Verletzung gelegt wurde, ist jetzt $^3/_4$ Jahre später eine erhebliche Besserung zu beobachten, während eine Vereinigung des N. hypoglossus, die 7 Monate nach stattgefundener Durchtrennung geschah, nur einen mässigen Erfolg zeigte, weil hier der Nerv zentripetalwärts in einer Ausdehnung von $1^1/_2$ cm zwecks Verlängerung gespalten werden musste. In dem fünften Falle, der erst $1^1/_4$ Jahr nach der Verletzung zur Operation gelangte, ist bislang (6 Monate nach der Anlegung) nur eine sehr geringe Besserung wahrzunehmen.

Die Deckung von Defekten der Zunge durch Gewebsverpflanzung bietet technisch grosse Schwierigkeiten und bleibt für ihre Funktion ohne Bedeutung, da eine Beteiligung der verpflanzten Partien an den Bewegungsvorgängen bisher nicht erzielt werden konnte. Hingegen lässt sich chirurgisch für die Wiederherstellung der Funktion der Zunge durch die Durchtrennung bestehender Verwachsungen mit nachfolgender Naht viel erreichen. Es muss dann zur Verhinderung erneuter Verwachsungen durch Zwischenlagerung geeigneten Materials (Tampons oder an den Zähnen befestigte Kautschuk- resp. Metallpelotten) für eine Trennung der Wundflächen bis zu ihrer vollkommenen Epithelisierung gesorgt werden. Es gilt dies insbesondere dann, wenn die Naht nicht einen vollkommenen Zusammenschluss der Schleimhautränder gewährleistet.

Die Beeinträchtigung der Funktion der Zunge als Sprechwerkzeug erweist sich im Heilverlaufe, auch wenn ein erheblicher Teil der Zungenspitze verloren ging, nicht selten als überraschend gering. Auch lässt sich, wenn ein bedeutendes Stück der vorderen Zunge fehlt, durch eine in die Muskulatur des Zungengrundes tief hineinreichende Anfrischung mit nachfolgender Naht immerhin noch viel für die Wiederherstellung der Sprechfähigkeit erreichen. Dass trotzdem bei Verletzungen der Zunge vielfach erhebliche Sprechstörungen bestehen bleiben, ist durchaus erklärlich.

Chirurgischer Eingriffe bedarf es zur Wiederherstellung des Sprechvermögens auch da, wo es die Kontrakturen der Wangen und der Lippen zu beseitigen gilt, durch die der Mundraum verkleinert bzw. die Mundöffnung verengert wird. Es handelt sich dabei um die Entfernung von Narbensträngen, die Exzidierung verhärteter narbiger Wülste und Flächen und die Durchtrennung zusammengeschnürter Wangen- und Mundpartien mit nachfolgender Zwischenpflanzung aus der Umgebung entnommener gestielter Lappen.

Für die Verhütung dieser der Nahrungsaufnahme und Sprache hinderlichen Verengungen kann, wie schon an anderer Stelle betont wurde, prophylaktisch dadurch ausserordentlich viel geschehen, dass man vor der Vernähung unter den wieder zu vereinigenden Lappen Unterlagen anbringt, die der Schrumpfung und Kontraktion entgegenwirken, ferner dadurch, dass man zwischen die Wundflächen, die nicht miteinander verheilen sollen, Pelotten, Schilder oder Tampons lagert.

Sind narbige Verhärtungen und Verwachsungen erst einmal vorhanden, so muss neben den chirurgischen Eingriffen zu ihrer Beseitigung durch eine tägliche kräftige Massage und durch eine regelmässige Erhitzung des Verhärtungsgebietes mittels des Heissluftstromes auf eine

Erweichung und Dehnung der Gewebe hingearbeitet werden. Ebenso dienen die an anderer Stelle in diesem Heft von mir beschriebenen gesichtsorthopädischen Apparate dem gleichen Zweck und damit der Wiederherstellung der Sprechfähigkeit.

Wie weit sich die Defekte des harten und weichen Gaumens, insofern sie durch Schussverletzungen entstanden sind und erhebliche Sprechstörungen verursachen, auf chirurgischem Wege schliessen lassen, wird im Einzelfall von der Ausdehnung und Lage des Defektes und dem Vorhandensein hinreichenden Materials zur Deckung desselben abhängen. Man lässt zweckmässig der chirurgischen Schliessung der Gaumendefekte eine gründliche Vorbereitung der Gewebe der Umgebung durch Massage und Anwendung der Saugegläser vorausgehen, um die Entstehung von Anastomosen anzubahnen. Eine Hauptschwierigkeit für die Heilung liegt hier in der geringen Neigung der zur Schliessung solcher Defekte eingenähten Lappen, sich an der der Nasen- bzw. Kieferhöhle zugekehrten Seite zu epithelisieren, sowie in der Gefahr einer Gangrän der verpflanzten Gewebe, die da besonders naheliegt, wo dieselben narbig verändert sind. Es ergibt sich daraus die Notwendigkeit, die schliessenden Nähte ganz besonders zu sichern und zu entspannen, um ein Aufplatzen möglichst zu verhüten.

Für die Beseitigung der durch sie bedingten Sprechstörungen ist die chirurgische Schliessung der Defekte des harten Gaumens, da wo sie an sich Erfolg verspricht, ihrer prothetischen Deckung entschieden vorzuziehen. Bei den Verletzungen des weichen Gaumens wird die plastisch-chirurgische Schliessung nicht ganz unbedeutender Defekte in funktioneller Beziehung meist nicht befriedigen und eine Ergänzung durch prothetische Massnahmen erfordern.

Zum Ersatz zugrunde gegangener, für Lautbildung und Sprechvorgang wichtiger Kieferpartien, die nicht auf chirurgisch-plastischem Wege ersetzt werden können, insbesondere als Prothese für Teile des harten und weichen Gaumens dienen Platten und Obturatoren, zum Ersatz der für die Sprache besonders wichtigen Alveolarteile und Zähne herausnehmbare Zahnersatzstücke und festsitzende Brückenarbeiten. Die letzteren müssen da, wo hinreichend feste Zähne als Träger für sie vorhanden sind, als der sowohl für den Kauakt wie für die Sprechfunktion vollkommenste Zahn- und Alveolarersatz gelten, da sie den Raum für die Bewegungen der Zunge nicht beschränken, vollkommen festsitzen und in Form und Lage den zugrunde gegangenen Partien genau nachgebildet werden können. Die Herstellung und Befestigung der Platten, Obturatoren und Zahnersatzstücke bietet unter den Verhältnissen, die wir nach der Abheilung der schussverletzten Kiefer oft im Munde vorfinden, grosse Schwierigkeiten. Es besteht nicht selten infolge einer hochgradigen Verengung des Mundraumes und der Mundöffnung kaum die Möglichkeit, einen Abdruck von dem Gebiet zu nehmen, dem die Prothese eingefügt werden soll. Noch häufiger sind nur unzureichende oder gar keine Angriffspunkte für die Befestigung der Prothese vorhanden. So bleiben in nicht wenigen Fällen nach schweren Kieferverletzungen um der ungünstigen Verhältnisse willen, die die Prothese umgeben, nach der Deckung von Gaumendefekten und dem Ersatz der Alveolarteile und Zähne Schwierigkeiten für die Sprache bestehen.

Eine indirekte Beeinträchtigung der Sprache ist durch die Kieferklemme gegeben, die wir nach Schussverletzungen der Kiefer, insbesondere nach Verletzungen des aufsteigenden Astes, des Processus coronoideus und Processus condyloideus und ihrer Umgebung in sehr zahlreichen Fällen beobachten. Es bieten sich zumeist, sowohl für die klinische, wie für die röntgenologische Untersuchung ausserordentliche Schwierigkeiten, die bei der Entstehung einer traumatischen Kieferklemme zusammenwirkenden Momente so zu zerlegen, dass die Therapie im Einzelfalle auf eine klare Erkenntnis der Ursachen gegründete Wege gehen kann. Neben den oft komplizierten Frakturen des aufsteigenden Astes und seiner Fortsätze bestehen zumeist im Verletzungsgebiet Verhärtungen und Kontrakturen der durchschlagenen Gewebe, oft durchsetzt von zahlreichen Geschosssplittern und kleinsten Bleispritzern. Diese für die Bewegung des Kiefers sehr hinderlichen Verhärtungen pflegen um so stärker aufzutreten, je länger eine Eiterung bestand. Mangels einer zweifelsfreien Feststellung des hauptsächlichsten Momentes, dessen Ausräumung die Störung beseitigen würde, ist für ein chirurgisches Vorgehen in der Regel grosse Vorsicht geboten. Ohne weiteres ist ein solches überall da indiziert und führt dann in der Regel zu vollem Erfolge, wo ein bestimmtes Hemmnis der Öffnungsbewegung des Unterkiefers für sich allein besteht und als solches erkennbar ist, wie z. B. die Verlagerung des abgesprengten Processus coronoideus, resp. des Gelenkkopfes oder starke Anheftungen in einem einzelnen Bezirk der den Kiefer bewegenden Muskulatur.

In fast allen Fällen, gleichviel ob ein chirurgischer Eingriff erfolgt oder nicht, ist eine allmähliche mechanische Erweiterung des Mundes durch Schrauben und Hebel unter gleichzeitiger Anwendung des heissen Luftstromes, des Lichtbades und der Massage zur Erweichung bestehender Verhärtungen vorzunehmen. Dieselbe führt in vielen Fällen zur Beseitigung, oft wenigstens zu einer erheblichen Besserung der Kieferklemme und damit auch zur Behebung der durch sie verursachten Sprechstörung. Nicht selten allerdings finden wir ausserordentlich schwer zu überwindende Widerstände, in einzelnen Fällen, namentlich wenn beiderseits Verletzungen des Gelenkes und umfangreiche narbige Veränderungen der Umgebung bestehen, scheinen alle Mittel einer konservierenden Behandlung zu versagen und nur ein zu funktionell sehr wenig befriedigenden Resultaten führendes radikales Vorgehen imstande zu sein, die Öffnungs- und Bewegungsmöglichkeit der Kiefer zu heben und damit für das Sprechvermögen einen mässigen Nutzen zu schaffen.

Der in vorstehendem gegebene Überblick über die Schädigung des Sprechvorganges bei Verletzungen der Kiefer und ihrer Umgebung und die auf die Beseitigung dieser Störungen hinzielenden ärztlichen Massnahmen lässt erkennen, dass durch die chirurgisch-prothetische Behandlung wohl viel für die Wiederherstellung des normalen Sprechvermögens geschehen kann, dass aber nichtsdestoweniger in zahlreichen Fällen geheilter Kieferverletzungen eine unzureichende oder fehlerhafte Funktion des Sprechapparates bestehen bleibt. Nun beobachten wir zwar, dass sich bis zu einem gewissen Grade eine funktionelle Aushilfe der an der Lautbildung beteiligten Organe und ihrer Umgebung vollzieht und dass dadurch im Laufe der Zeit eine Besserung der Funktion des verletzten Sprechmechanismus eintritt. Diese Möglichkeit aber ist in den einzelnen Fällen äusserst verschieden und abgesehen von den nach der Abheilung im Verletzungsgebiet bestehenden örtlichen Verhältnissen, abhängig von der Energie des Verletzten, von der Intensität seines Wunsches, eine möglichst normale Sprache wieder zu erlangen, abhängig von seiner Intelligenz, seiner Beobachtungsgabe, einem gewissen Talent für Nachahmung und Lautbildung, kurz einer Reihe von Momenten, die in den einzelnen Fällen in äusserst verschiedenem Masse gegeben sind und die vor allem durch eine fortgesetzte Übung ergänzt werden müssen.

Wie es auf anderen Gebieten längst als dringende Notwendigkeit erkannt ist, dass nach traumatischen Funktionsstörungen mediko-mechanische Übungen des verletzten Gliedes den Heilverlauf zu begleiten bzw. ihm zu folgen haben, so muss auch zur Wiederherstellung der normalen Funktion der Kiefer, der Zunge, der sie umgebenden Muskulatur und der sie deckenden Weichteile möglichst frühzeitig mit Bewegungsübungen begonnen werden, gleichviel ob es sich um Störungen im Gebiet der eigentlichen Sprechwerkzeuge, des Bewegungsapparates der Kiefer oder der mimischen Gesichtsmuskulatur handelt.

Es entsteht somit hier die Aufgabe, bei allen denjenigen Genesenden, bei denen eine Verminderung des Sprechvermögens oder der Gesichtsmimik bestehen zu bleiben droht, durch Sprech- und Bewegungsübungen eine Erhöhung der Gebrauchsfähigkeit der Sprechwerkzeuge und der Bewegungsmöglichkeit der Gesichtsmuskulatur anzustreben und zu erreichen, dass der Beschädigte lernt, eine für eine verständliche Sprache ausreichende Lautbildung auch mit den verstümmelten Sprechwerkzeugen zustande zu bringen. Um diese Übung nützlich zu gestalten, ist die Zusammenarbeit des Arztes mit dem Sprechlehrer erforderlich, um von einer klaren Erkenntnis der Ursache der vorhandenen Störung aus die Übungsbehandlung zielbewusst, möglichst unmittelbar auf die im Einzelfall bestehende Schwäche wirken zu lassen. Es ist ferner notwendig, dass die Übungen von Lehrkräften geleitet werden, die mit allen Gesetzen und Vorgängen der Lautbildung wohlvertraut, die Ausbildung der Sprechwerkzeuge, die Überwindung von Sprechschwierigkeiten und die Beseitigung von Sprechfehlern, ferner die Schulung zu einer erhöhten willkürlichen Beweglichkeit der Gesichtsmuskulatur und zur völligen Beherrschung ihrer Bewegungen als Lehrberuf ausüben.

Es trifft dies in hervorragendem Masse auf die Lehrer der Schauspielkunst zu. Wir wandten uns daher an eine Lehranstalt der Bühnenkunst[1]), die besonders hohe und strenge Anforderungen an die künstlerische Gesamtausbildung ihrer Schüler, namentlich auch hinsichtlich der Sprechtechnik und Mimik stellt und die gerade für diese Fächer über besonders befähigte Lehrkräfte verfügt. Mit der Leitung dieser Akademie trafen wir ein Abkommen, demzufolge die Anstalt die Leitung und Durchführung des Sprechunterrichtes und der mimischen Übungen für alle dafür in Frage kommenden Kriegsbeschädigten des Düsseldorfer Lazaretts für Kieferverletzte für die Kriegszeit in den Bereich ihrer Aufgaben aufnahm.

Es wurden mehrere Klassen gebildet, deren jede zunächst 8 Schüler umfasste und von einem bestimmten Lehrer bzw. Lehrerin geleitet wurde. Der Unterricht und die Bewegungsübungen gelten um ihrer Bedeutung für die Wiederherstellung der Verletzten willen und um die Beteiligung nicht von dem Belieben der ihrer bedürfenden Leute abhängig zu machen, als Teil der ärztlichen Behandlung. Die Überweisung zum Unterricht erfolgt mit einem besonderen für die Behandlung eingerichteten Krankenblatte, in das seitens des behandelnden Arztes bzw. Zahnarztes ein Be-

---

[1]) Die Höhere Bildungsanstalt für Bühnenkunst in Verbindung mit dem Düsseldorfer Schauspielhaus (Dir. Dumont-Lindemann) geleitet von Hans Franck.

fund eingetragen wird, der klaren Aufschluss gibt über die vorhandene
Verletzung, die als Ursache der Sprech- bzw. Bewegungsstörung anzusehen ist. Der Sprechlehrer trägt seinerseits in besonderer Rubrik
einen Aufnahmebefund ein, der Feststellungen über Art und Umfang
der Sprechstörung und der Bewegungshemmung im Bereiche der Gesichtsmuskulatur enthält. In das Krankenblatt werden dann fortlaufend Ein-
tragungen betr. der angewandten Methode und der damit erzielten
Wirkung gemacht.

Der Unterricht, der für jede Klasse zweimal wöchentlich stattfindet und durch in der Zwischenzeit im Lazarett vorzunehmende Übungen
ergänzt wird, beginnt mit der Durchführung einer Reihe von Atmungs-
übungen, die auf eine gründliche Durcharbeitung der gesamten an der
Atmung beteiligten Muskulatur und vor allem auf die Gewöhnung an
eine richtige Atmungsführung beim Sprechen hinzielen. Es folgen die
mimisch-gymnastischen Übungen zur Wiederherstellung der willkürlichen
Beweglichkeit der Gesichtsmuskulatur. An diesen Übungen nehmen,
wie schon gesagt, alle diejenigen Patienten teil, bei denen nach der Verheilung bzw. chirurgischen Deckung erheblicher Verletzungen und Defekte im Bereiche des Gesichtes infolge des Vorhandenseins narbiger
Verwachsungen oder der Durchtrennung bzw. Lähmung der versorgenden
Nerven Störungen der Beweglichkeit bestehen blieben. Es braucht nicht
besonders hervorgehoben zu werden, dass die Patienten mit Lähmungen
des Gesichtsnerven gleichzeitig einer regelmässigen nervenärztlichen Behandlung unterstehen. Die mimisch-gymnastischen Übungen erstrecken
sich auf die gesamte Gesichtsmuskulatur; es würde zu weit führen,
denselben in die Einzelheiten ihrer Anwendung nachzugehen, ihre Wichtigkeit leuchtet aber sofort ein, wenn man sich einmal innerhalb eines
kleinen Gesichtsbezirkes die Bedeutung der Muskelfunktion für die
Mimik und damit für das nächst der Sprache wichtigste Ausdruckmittel
des Menschen, den Gesichtsausdruck vergegenwärtigt. So tragen, um
das Gesagte an einem Beispiel zu erläutern, bestimmte Bewegungen
der Stirnmuskulatur (obere Hälfte des Musc. orbicul. orbit., Musc.
frontal. und Musc. corrugator supercilii) dazu bei, dem Gesicht den
Ausdruck der Aufmerksamkeit (Musc. frontal.) und des Nachdenkens
(Musc. orbic. orbit.) zu verleihen oder geben demselben den Ausdruck
des Schmerzempfindens (Musc. corrugator supercilii). Das Gesicht
würde weit weniger lebendig, die Fähigkeit des Menschen, auch ohne
Worte seine Umwelt an gewissen inneren Vorgängen teilnehmen zu
lassen, würde ungleich ärmer sein, wenn diese wenigen Muskelfunk-
tionen ruhten.

Mit den Bewegungsübungen der Stirnmuskulatur beginnend, wird die Gymnastik auf alle Muskelgruppen des Gesichts ausgedehnt und, soweit dies möglich ist, eine Anstrengung und Bewegung jedes einzelnen an dem Zustandekommen der Gesichtsbewegung und des Sprechvorganges beteiligten Muskels bewirkt; auch werden alle Bewegungsmöglichkeiten umfassende Übungen der Zunge vorgenommen, zunächst ohne Berücksichtigung der Lautbildung. Nach allen diesen Bewegungsübungen der Gesamtmuskulatur konzentrieren sich im weiteren Verlaufe der Behandlung die Übungen auf die verletzten, in ihrer Funktion besonders behinderten Bezirke. Je nach der Eigenart der vorliegenden Funktionsstörung wird zunächst nach Angabe und Beispiel des Lehrers, alsdann unter eigener, mit Hilfe eines Handspiegels durchgeführten Kontrolle des Übenden in ständiger Wiederholung versucht, diejenigen Bewegungen der verletzten Partien wieder zu erzwingen, die nach Heilung der Verletzung gehemmt waren. An die Bewegungsübungen anschliessend folgt der Sprechunterricht, der systematisch durch das ganze Gebiet der Lautbildung führt und alle für dieselbe erforderlichen Bewegungen der an der Sprachbildung beteiligten Organe in ständiger Wiederholung intensiv übt.

Es würde über das Ziel dieser Arbeit hinausführen, wenn ich hier auf die Methodik des Sprechunterrichtes des näheren eingehen wollte. Der Unterricht erfolgt nach den Prinzipien, die für die Ausbildung der Sprechtechnik und für die Ausübung der Sprachheilkunde von Gutzmann und anderen festgelegt worden sind und die überall Anwendung finden, wo es zur Überwindung durch organische Fehler oder die Folgen einer Verletzung oder Lähmung verursachte Sprechschwierigkeiten zu beseitigen gilt, oder wo es sich um die Ausbildung zu einer besonderen Sprechgewandtheit handelt. Wie sich hier der Unterricht in jedem einzelnen Falle der Besonderheit der vorliegenden Aufgabe anpassen muss, so gilt dies naturgemäss auch von dem Sprechunterricht und den Bewegungsübungen nach Schussverletzungen der Kiefer und ihrer Umgebung. Die Eigenart der bestehenden Beschädigung verlangt fast in jedem Einzelfall die Anwendung besonderer Übungen. Die hierfür erforderliche Orientierung des Sprechlehrers erfolgt, wie schon oben gesagt wurde, durch die von dem behandelnden Arzte bzw. Zahnarzte gegebenen Hinweise auf die Besonderheiten der vorliegenden Verletzungen, insbesondere durch die Angaben hinsichtlich etwaiger Nervendurchtrennungen; doch muss der Lehrer auch da, wo die Kompliziertheit der Verletzung der klinischen und röntgenologischen Untersuchung eine exakte Differenzierung der Störungsursachen erschwert, aus der Funktionsprüfung durch die vorgenommenen Übungen ein klares Bild von der bestehenden Schwäche zu gewinnen suchen, um die für jeden Fall besonders notwendigen und wichtigen Übungen wählen und vornehmen zu können.

Von besonderer Bedeutung für diesen Unterricht — wie an sich für jeden Lehrvorgang — ist die Persönlichkeit des Lehrenden, dessen kraftvolles, suggestives Einwirken auf den Schüler auch bedeutende Schwierigkeiten der Sprache dadurch zu überwinden vermag, dass er den Schüler davon überzeugt, dass ihm trotz der bestehenden Schwäche oder Verstümmelung seiner Sprechwerkzeuge eine weit grössere Fähigkeit deutlich zu sprechen innewohnt, wie es die verletzten und den veränderten Verhältnissen gegenüber hilflosen Organe vor einer gründlichen Übung und Schulung zunächst annehmen lassen.

Die Anwendung der für jeden Fall richtigen Übungen, das von dem Lehrer klar und deutlich gegebene Beispiel in Sprache und Mimik und die unermüdliche Wiederholung der erforderlichen Anstrengung sind die Momente, die auch in Fällen schwerer Sprechstörung zu einem Resultat führen. Wir haben in der grossen Zahl derjenigen unserer Verwundeten, die an dem Sprechunterricht teilnahmen, nicht nur objektiv fast ausschliesslich vorzügliche Erfolge hinsichtlich einer Verbesserung der Sprache feststellen können, sondern auch von den Sprachbeschädigten erfahren, dass sie selbst empfinden, wie sich ihr Sprechvermögen durch den Sprechunterricht zusehends hebt. Dass dieses für viele von ihnen, unter denen sich eine grosse Zahl von Leuten befindet (Lehrer, Theologen usw.), deren Berufsausübung von einer ungestörten Sprechfunktion wesentlich abhängt, von grosser Bedeutung ist, bedarf nicht einer besonderen Erwähnung.

Die operative Beseitigung der Fisteln der Mundspeicheldrüsen.

Von

Dr. med. August Lindemann,
Spezialarzt für Chirurgie in Essen-Ruhr,
z. Zt. Chirurg des Düsseldorfer Lazaretts für Kieferverletzte.

Mit 6 Abbildungen im Text.

Als eine wenig angenehme und langwierige Folge stellt sich bei den Verletzungen des Gesichtsschädels die Entstehung einer Fistel der grösseren Mundspeicheldrüsen dar, vor allem der Parotisdrüse, in zweiter Linie der Submaxillardrüse. Die hiervon betroffenen Patienten fühlen sich zwar in der Funktion ihrer Kauwerkzeuge zumeist nur in geringem Grade oder überhaupt nicht behindert. Durch den anhaltenden und während der Aufnahme von Speisen, sowie auch sonst gelegentlich stark vermehrten Speichelfluss sind sie hingegen derart belästigt, dass sie ständig einen das Sekret aufsaugenden Verband tragen müssen [1]).

Nicht jede Verletzung der genannten Drüsen muss notwendigerweise zur Ausbildung einer Fistel führen. So sieht man selbst nach grossen, bis in die Substanz der Parotisdrüse hinein erfolgten Zerreissungen der Wangen relativ oft eine baldige, vollkommene Verheilung eintreten. Und ebenso folgt der zufälligen Freilegung oder Eröffnung der Drüsen im Verlaufe grösserer Eingriffe, wie Knochentransplantationen, in der Regel eine primäre Abheilung. Vielleicht sind hier die Aussichten deshalb recht günstig, weil die Drüse nur auf eine kleinere Strecke eröffnet wird, und eine Entzündung vermieden werden kann. Anders ist es dagegen, wenn einmal ausgedehnte Verletzungen der Drüsensubstanz, wie der die letztere bedeckenden Hautschichten erfolgt sind, und längerdauernde Eite-

---

[1]) Für das vorliegende Thema finden lediglich die nach aussen führenden Fisteln der genannten Drüsen Berücksichtigung.

rungen sich anschliessen. Dann genügt oft schon die Verletzung als solche, um die Entstehung einer Fistel vorzubereiten; zuweilen wirken allerdings noch begünstigend Störungen in der Durchgängigkeit des Ausführungsganges, wie eine Verlegung desselben durch Zug oder Druck von aussen her, oder eine Verengerung oder ein Verschluss durch begleitende Verletzung. Oft genug geben endlich letztgenannte Veränderungen des Ausführungsganges bzw. dessen Umgebung die alleinige. Ursache für die Entstehung einer Fistel ab.

Je nachdem nun die Drüse selbst oder isolierte Teile derselben oder der ableitende Gang den Ausgangspunkt der Fistel darstellen, lassen sich anatomisch, wie klinisch Unterschiede feststellen. So entleert sich zuweilen nur ein kleinerer Teil des Drüsensaftes durch die Fistel, während der übrige Teil auf normalem Wege in die Mundhöhle tritt; oder es ist das gesamte Drüsensekret für die Mundverdauung ausgeschaltet. Demnach werden unvollkommene und vollkommene Fisteln, und unter ihnen wiederum Fisteln der Drüse selbst und ihres Ausführungsganges unterschieden.

Die exakte Feststellung dieser Unterschiede ist von nicht geringer Bedeutung für den einzuschlagenden Heilweg und seinen Erfolg. Bisweilen ist eine Orientierung hierüber nicht ganz einfach. So können sich im Bereiche einer Speicheldrüse mehrere Fisteln vorfinden, und es kann sowohl aus ihnen, wie auch aus dem Ausführungsgange der Drüse Sekret austreten. Zur besseren Beurteilung derartiger komplizierter Verhältnisse stehen im besonderen zwei Hilfsmittel zur Anwendung. Einmal können Injektionen von gefärbter Flüssigkeit in die Fistelöffnungen Klarheit geben. Oder aber man bedient sich mit gutem Erfolge des Röntgenverfahrens. Nach Injektion einer Wismutlösung in die Fistelöffnung wird eine Röntgenaufnahme gemacht; die Verteilung des Metallschattens lässt sodann deutlich erkennen, ob und in welchem Umfange die Drüse für die Mundverdauung noch in Frage kommt.

An Hand einiger Röntgenbilder möge Näheres über diese Methode und ihre Resultate berichtet werden. Abb. 1 stammt von einem Patienten, bei dem es im Ablauf einer Verletzung der linken Unterkieferhälfte und der diese deckenden Weichteile zur Ausbildung zweier Fisteln der linken Parotisdrüse gekommen ist. Von diesen ist die im mittleren Wangenbereiche befindliche, vom Ausführungsgang ausgehende, unvollkommene Fistel bereits vor einiger Zeit durch die unten ausführlich beschriebene Methode der Kanüleneinlegung beseitigt worden. Eine weitere unvollkommene Fistel jedoch, die dicht hinter und unter dem Ohrläppchen gelegen ist, sezerniert in derselben Stärke wie früher weiter.

Ein nach Wismutinjektion in die Fistelöffnung angefertigtes Röntgenbild (Abb. 1) lässt nun deutlich erkennen, dass sich der Metallschatten scharf auf eine kleine, rückwärts und abwärts des linken Ohres gelegene Drüsenpartie begrenzt, und keinerlei Verbindung mit der übrigen Drüse aufweist. Hierdurch wird die klinische Annahme einer Absprengung eines Drüsenläppchens bestätigt.

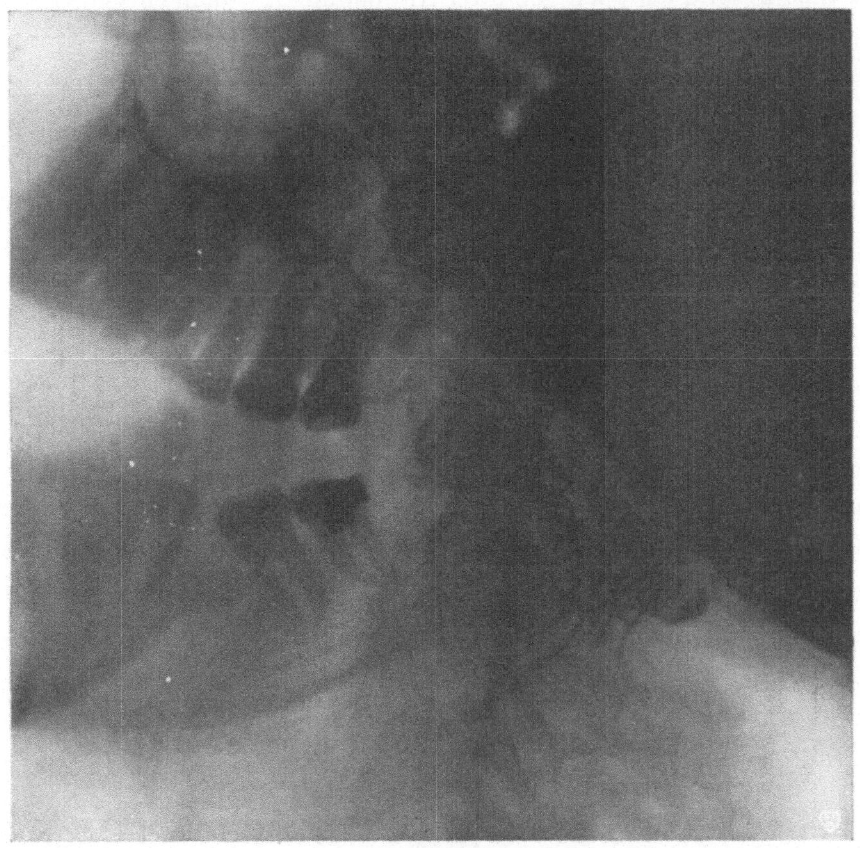

Abb. 1.
Unvollkommene Parotisfistel, nach Absprengung eines Drüsenläppchens entstanden.
(Wismutfüllung.)

Ein anderes Bild zeigt sich demgegenüber in der nächsten Röntgenaufnahme (Abb. 2). Hier reicht der Wismutschatten von der Fistelöffnung aus durch einen Teil des Drüsenganges hindurch in die feineren Verzweigungen der Drüsensubstanz hinein, während das orale Ende des Ausführungsganges sich nicht mit der Injektionsflüssigkeit gefüllt hat; das letztere ist, wie auch ein Sondierungsversuch von der Fistelöffnung

und vom Munde her bestätigt, verödet, so dass es sich hier also um
eine vollkommene Fistel des Ausführungsganges handelt. Ihre Bestätigung
findet diese Diagnose bei Gelegenheit der später ausgeführten Radikal-
operation.

Wenn diese Methode der Röntgendurchleuchtung der Fistel- und
Drüsenkanäle nach Injektion nun auch eine grosse diagnostische Hilfe
bietet, so möchte ich doch von ihrer Anwendung in jedem einzelnen Falle

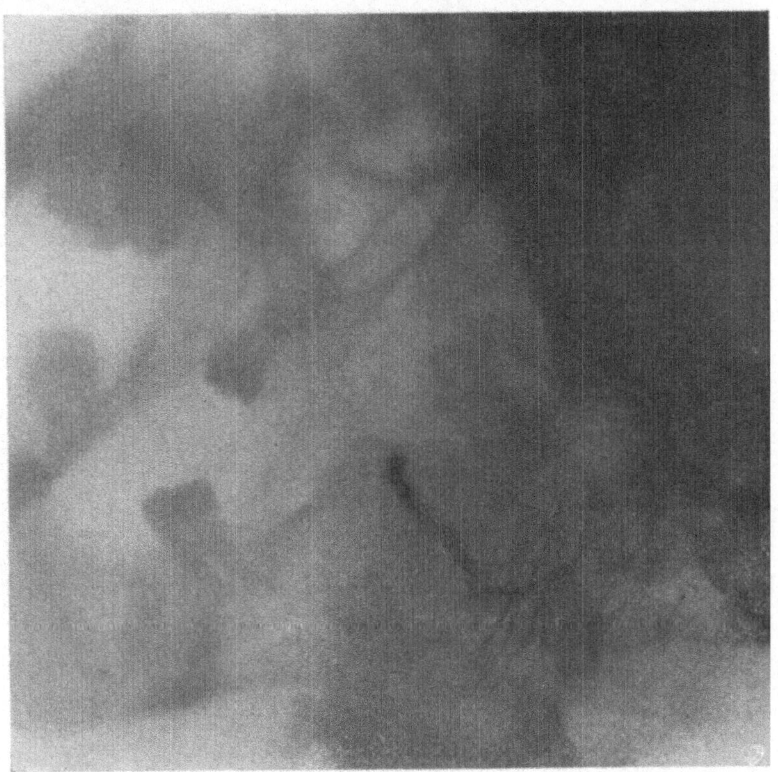

Abb. 2.
Unvollkommene Fistel des Parotisganges.   (Wismutfüllung.)

von Speichelfistel abraten, zumal man durch die klinische Beobachtung
allein zumeist zum selben Ziel gelangt. Es treten nämlich nahezu regelmässig nach der Injektion heftige Schmerzen auf, die stunden- und auch
tagelang anhalten können. Auch zeigt die Gegend der Drüse oft hinterher eine diffuse entzündliche Schwellung, welche sich erst langsam wieder
unter Entleerung der Injektionsflüssigkeit verliert.

Zur Frage der Spontanheilung der Speicheldrüsenfisteln braucht
nur Weniges gesagt zu werden. Gewiss schliesst sich ein geringer Teil

derselben später einmal wieder ohne weiteres Zutun, namentlich wenn es sich um unvollkommene handelt. Der weitaus grössere Teil derselben bleibt jedoch, wenn erst einmal eine gewisse Zeit vergangen ist, und nichts zur Heilung unternommen wird, dauernd bestehen.

Die Behandlung hat sich vornehmlich nach der Art der Behinderung des Speichelabflusses zu richten. Demzufolge bieten sich bald geringere, bald erheblichere Schwierigkeiten, die sich noch vermehren, je nachdem die Fistel kürzere oder längere Zeit besteht, d. h. je nachdem die Epithelisierung des Fistelkanals erst begonnen hat oder schon vorgeschritten ist. So kann eine noch nicht lange Zeit bestehende Verlegung des Ausführungsganges im ganzen noch ohne grösseren Eingriff beseitigt werden, vorausgesetzt, dass nicht zu spät eingegriffen wird. Durch die Retention des Sekretes kommt es zur Rückstauung desselben. Die Drüsenpartie schwillt an, es bildet sich eine fluktuierende Geschwulst aus, die nach aussen durchbrechen würde, wenn man abwarten wollte. Führt man dagegen früh genug durch die Papille hindurch eine Kanüle in die Höhlung hinein, so stellt sich bald der normale Abfluss unter Abschwellung der Gewebe wieder her. Der nachfolgende Krankenbericht möge zur Erläuterung dienen:

Infolge einer Querschlägerverletzung ist bei dem in Frage kommenden Patienten die linke Wange in ihrem oberen Drittel ausgedehnt zerrissen. Die tieferen Gewebe der Wange sind durch einen Bluterguss stark geschwollen, vornehmlich hat sich in der Gegend der Papille unter der Schleimhaut reichlich Blut angesammelt; die Mundschleimhaut ist zudem an mehreren Stellen tief eingerissen. Im Laufe der ersten Behandlungstage schwillt die Wange stärker an und weist endlich in ihren seitlichen Partien vor dem linken Ohre und abwärts desselben ausgedehnte Fluktuation auf. Eine von aussen her mit feiner Nadel ausgeführte Punktion bestätigt den von vornherein geäusserten Verdacht, dass es sich um eine Rückstauung von Parotissekret handelt, es entleert sich dunkle, schleimige, etwas zersetzt aussehende Flüssigkeit. Eine Sondierung des Drüsenausführungsganges von der Mundhöhle gelingt nicht, die Sonde kann nicht über die Papille hinaus vorgeschoben werden. In der Absicht, die Gefahr eines Durchbruchs nach aussen hin und eine Fistelbildung abzuwenden, zugleich aber auch einen ungehinderten Abfluss des Drüsensaftes nach der Mundhöhle sicherzustellen, wird die Mündung der Papille erweitert, die tiefergelegene Wangenschicht stumpf durchtrennt und nach Eröffnung der Abszesshöhle eine fast kleinfingerlange, nahezu 1 cm im Durchmesser messende, leichtgebogene, aus Gold gefertigte Kanüle eingefügt. Ihr orales Ende wird durch ein Klammerband mit dem benachbarten hinteren Mahlzahn des Oberkiefers in Verbindung gebracht, so dass einer Verschiebung vorgebeugt ist.

Abb. 3 zeigt die Kanüle im Röntgenbilde in situ. Zunächst entleert sich aus ihr ein reichlich trübes, mit Blut- und Eitergerinnseln vermengtes Drüsensekret, später wird die Flüssigkeit immer klarer; die Schwellung der Wange nimmt rasch ab. Nach fünf Wochen kann die Kanüle entfernt werden, ohne dass es erneut zur Rückstauung des Speichels kommt, die Wange hat inzwischen wieder ihr normales Aussehen erhalten.

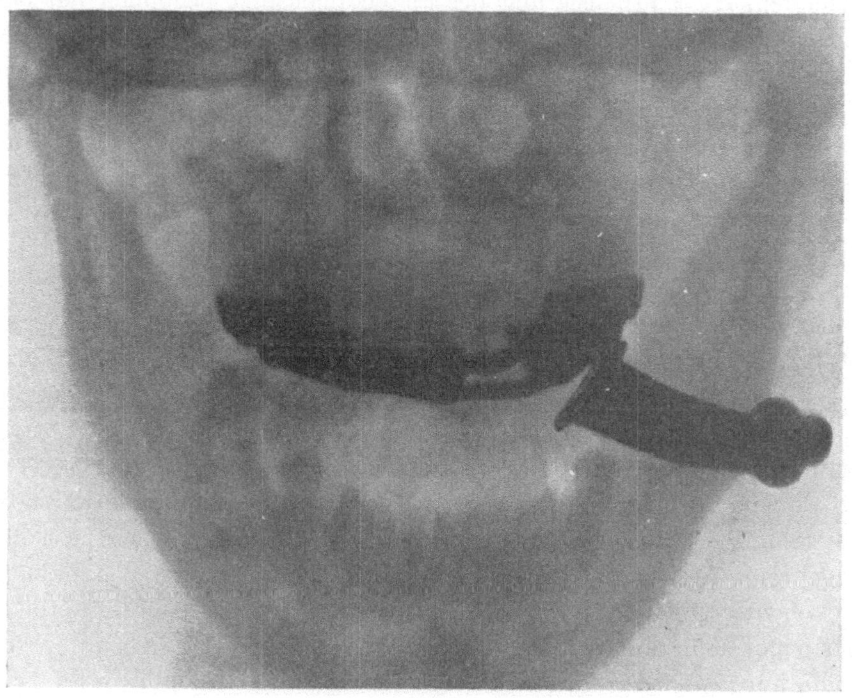

Abb. 3.

Aus Gold gefertigte Kanüle, durch den Drüsenausführungsgang zur Ableitung des gestauten Sekretes hindurchgeführt. (Wismutfüllung.)

Der geschilderte Eingriff hat sich mit Hilfe einiger Tropfen einer $^3/_4\%$igen Novokain-Suprareninlösung leicht vornehmen lassen und zu vollem Erfolge geführt. Er ist in dieser einfachen Form auch dann statthaft, wenn infolge von Rückstauung und hinzugetretener Entzündung ein Durchbruch durch die Wange nach aussen hin eben erst stattgefunden hat, oder wenn es sich um einen noch frischen Fall von Zerreissung der Gewebe im Gebiete der Drüse selbst bzw. ihres Ausführungsganges handelt. Nur muss dann gleichzeitig mit der Einführung der Kanüle eine

Anfrischung der Wangenwunde einhergehen, sei es in Form einer Ausschabung und Entfernung der Granulationen, sei es durch Ätzungen (Jod, Argentum, Karbol etc.) und Kauterisation. Freilich darf in einem solchen Falle die Fistelbildung nicht zu weit fortgeschritten sein, d. h. es darf sich die Wundfläche noch nicht ausgiebig epithelisiert haben. Sollte letzteres schon der Fall sein, dann würde eine einfache Anfrischung der Wunde bzw. des Kanals nicht mehr den gewünschten Erfolg herbeiführen, sondern mit ziemlicher Sicherheit ein Rezidiv entstehen lassen.

Für alle Fälle also, in denen die Epithelisierung des Fistelkanals vorgeschritten ist, muss ein durchgreifenderes Verfahren Platz greifen. Dieses kann, sofern keine wichtigen Nervenfasern die Drüse durchkreuzen, die geschädigt werden könnten, in einer Ausschälung des in Frage kommenden Drüsenabschnittes bzw. der ganzen Drüse bestehen und führt zumeist zu gutem Erfolge. Im Gebiete der Parotis kommen jedoch für ein derartiges Vorgehen nur kleine, abgesprengte Teile in Betracht, wie sie beispielsweise in dem Röntgenbilde auf S. 539 (Abb. 1) sichtbar gemacht sind; denn die Wegnahme der ganzen Drüse würde technisch zu grosse Schwierigkeiten bieten, da eine Verletzung von Ästen des Nervus facialis nicht mit Sicherheit vermieden werden kann. Demgegenüber steht uns ein anderes vorzügliches Verfahren zur Verfügung, das in folgendem geschildert werden möge. Es sucht unter Verwendung von Kanülen den nach aussen führenden Fistelgang radikal zu beseitigen und das seitliche Kanülenende in eine direkte Verbindung mit dem aboralen Ende des verletzten Drüsenganges zu bringen.

Der Verlauf des Eingriffs sei kurz beschrieben: In örtlicher bzw. Leitungsanästhesie wird die in die Wangenhaut mündende Fistel umschnitten, dem Fistelgange in die Tiefe nachgegangen, und sein der Drüse zugekehrtes Ende freigelegt. In dieses führt man das Ende einer Kanüle hinein, die man vorher vom Munde aus durch die stumpf erweiterte Papille und die Weichteilschichten hindurch unter Schonung der Muskeln geschoben hat. Über der eingelegten und durch Naht fixierten Kanüle werden die Weichteile wieder geschlossen. — Dieses Verfahren, das schon in Friedenszeit an der Parotis und an anderen Organen des Körpers vereinzelt erfolgreich Anwendung gefunden hat, ist uns zu einem recht zuverlässigen Hilfsmittel in der Gesichtschirurgie geworden. Bisher hat es in 22 Fällen zu absolut günstigem Erfolge geführt, während in nur 2 Fällen ein Rezidiv eingetreten ist.

Gewisse Vorsichtsmassregeln müssen allerdings beachtet werden, wenn der Verlauf ein guter bleiben, und sich nicht auch hier wieder eine neue Fistel ausbilden soll. In erster Linie ist es von grosser Bedeutung, dass die

den Fistelgang umgebenden und die Kanüle deckenden Weichteile nicht
narbig verändert sind, so dass eine dort hinterher anzulegende Naht
versagen könnte. Besser wird dann gleich von vornherein bei Aufsuchung
des Drüsenganges die gesamte Narbenpartie herausgeschnitten, und der
dadurch entstehende Defekt hinterher durch eine Lappenplastik gedeckt.
Auf diese Weise erreicht man, dass die Wundnähte sich nicht unmittelbar
über der Kanüle befinden. Mancher Misserfolg einer Fisteloperation,
von dem mir berichtet worden ist, beruht auf einer Nichtbeobachtung
dieser Vorsicht. — Weiterhin ist dafür zu sorgen, dass die einmal ein-
gefügte Kanüle mit ihrer Spitze nicht so leicht wieder aus ihrem Drüsen-
gang herausschlüpfen kann, so dass der Erfolg des Eingriffs fraglich
wird. Zur Verhütung dieses Ereignisses gibt es eine Reihe von Vorsichtsmassregeln. Einmal kann man der Kanüle, die schon entsprechend
dem Verlaufe des Ausführungsganges etwas gekrümmt sein soll, eine
etwas stärkere Krümmung geben. Dann lässt man zweckmässig das der
Drüse zugekehrte Ende etwas kolbig anschwellen, so dass eine abwärts
dieser Verdickung anzulegende, die benachbarten Weichteile mitumfassende
zirkuläre Naht den nötigen Halt gewähren kann. Endlich kann man
noch das im Munde liegende Ende der Kanüle mehr oder weniger starr
mit den benachbarten Zähnen des Oberkiefers vereinigen, und so ein
Verschieben derselben verhindern.

Von grossem Werte für die Erhaltung einer guten Übersicht während
des Eingriffs ist die durch örtliche Anästhesie zu erzielende Blutleere.
Diese erleichtert auch sichtlich das Wiederauffinden des Drüsenganges,
falls man ihn einmal aus dem Auge verloren hat. Oft hilft in letzterem
Falle ein Druck auf die peripheren Drüsenpartien, um Sekret austreten zu lassen, und dadurch die Verhältnisse wieder klar zu stellen.
Um so eher führt letzteres zum Ziele, wenn man vor der Operation ge-
färbte Flüssigkeit in den Fistelgang injiziert hat.

Von der Innehaltung einer vollkommenen Asepsis während der
einzelnen Abschnitte des Eingriffs kann natürlich nicht die Rede sein.
Wohl soll man im Interesse einer guten Heilung der Wunde dafür
sorgen, dass keine Lücken in den tieferen Geweben zurückbleiben, in
denen sich ein Bluterguss ansammeln könnte. Es wird daher sowohl die
Legung einzelner tiefer Nähte, als auch eine Zusammenziehung der Wundränder durch weitausholende und tiefgreifende Nickelindrahtplättchen-
nähte empfehlenswert sein.

Was die Frage des Materials anbelangt, aus dem zweckmässig die
Kanüle verfertigt wird, so empfiehlt sich am ehesten die Benutzung von
Edelmetall. Auch Galalith und selbst ein einfacher Federkiel sind zur

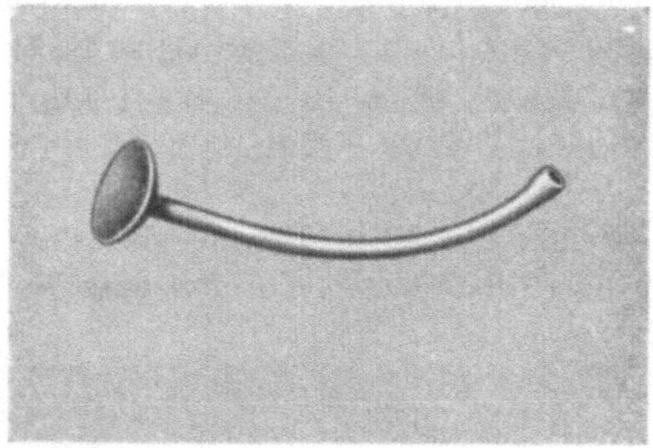

Abb. 4.
Aus Silber gefertigte Kanüle.

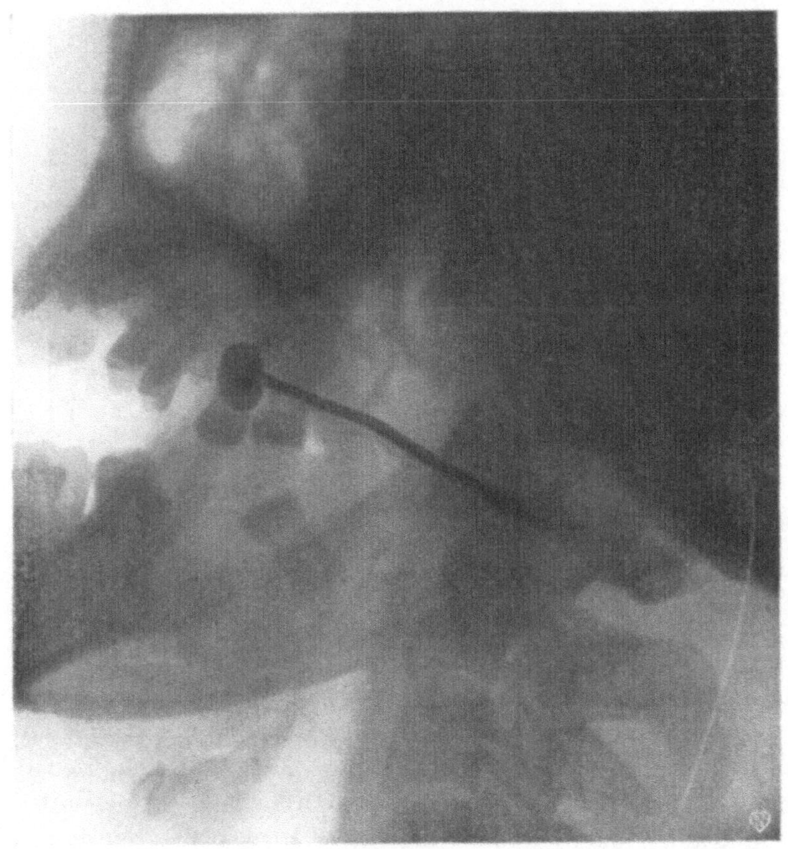

Abb. 5.
Lage der Kanüle im Röntgenbilde.

Verwendung gekommen; jedoch haben wir bei der Anwendung solcher Kanülen regelmässig Störungen beobachtet, sei es bezüglich der exakten Durchführung des Eingriffs, sei es bezüglich des Ablaufes der Heilung.

Abb. 4 zeigt eine aus Silber verfertigte Kanüle, wie sie zumeist zur Anwendung gelangt; es ist deutlich das breitauslaufende orale Ende, wie auch das leicht kolbig verdickte Drüsenende erkennbar. Das weiter folgende Röntgenbild (Abb. 5) zeigt eine derartige Kanüle in situ.

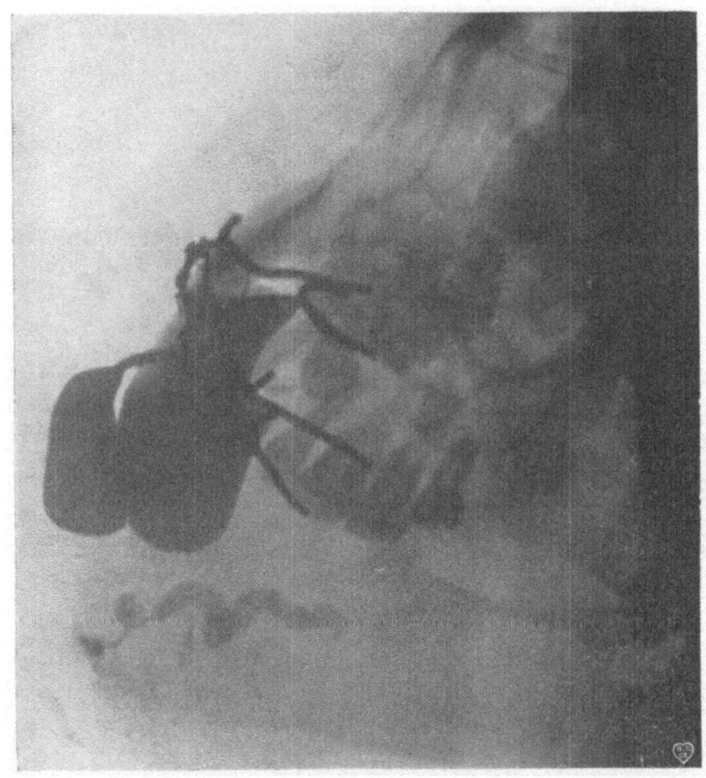

Abb. 6.
Vollkommene Fistel der Submaxillardrüse. (Wismutfüllung.)

Die Kanülenbehandlung sollte nun eigentlich so lange durchgeführt werden, bis die Gefahr des Eintretens eines Rezidivs beseitigt ist, d. h. bis die Epithelisierung des neugeschaffenen Ganges beendigt ist. Die Erfahrung lehrt jedoch, dass schon vorher, d. h. nach 6—8 wöchentlichem Liegen die Kanüle ohne Gefahr entfernt werden kann, da dann eine glatte Heilung ziemlich sicher zu erwarten ist. In einem von 22 Fällen ist sogar schon nach dreiwöchentlichem Liegen der Kanüle ein glatter

Heilerfolg eingetreten. Der letztere ist im übrigen zumeist kein ungestörter. Erklärlicherweise kommt es leicht zur Infektion der Wundflächen von der Mundhöhle aus. Diese äussert sich entweder in diffuser entzündlicher Schwellung und Absonderung von Wundsekret; oder es kommt zu einer Abszessbildung in der Tiefe. Die Aussichten auf eine definitive Heilung sind und bleiben jedoch trotzdem gut, wenn man für eine gute Durchgängigkeit der Kanüle sorgt, also mindestens ein- oder zweimal im Tage (nach den Mahlzeiten) eine Sondierung und Ansaugung vornimmt. — In der Nahrungsaufnahme brauchen sich im übrigen die Patienten nicht wesentlich zu beschränken; wohl können zweckmässig öfter am Tage kleinere reizlose Mahlzeiten verabfolgt werden, damit es nicht unvermittelt zu stärkerer Absonderung und Stockung im Abfluss kommt.

Den Erfolgen dieser eben beschriebenen Methode stehen andere[1]), wie etwa die Zurechtschneidung und Formung gestielter Lappen aus der Mundschleimhaut zum Zwecke einer direkten Wiederherstellung eines häutigen Schlauches erheblich nach, sowohl was die technische Seite des Eingriffs, wie auch die Nachbehandlung anlangt; sie seien deshalb auch nur der Vervollständigung halber hier angeführt.

Ausser der Parotisdrüse interessiert von den grösseren Speicheldrüsen des Mundes in diesem Zusammenhang hauptsächlich noch die Submaxillardrüse, da auch diese gelegentlich einmal eine nach aussen führende Fistel aufweisen kann. Ein derartiger Fall ist in dem beigefügten Röntgenbilde (Abb. 6) veranschaulicht; auf dem letzteren ist der durch die enge Fistelöffnung bis in die feinen Drüsenverzweigungen hineingepresste Wismutbrei deutlich erkennbar. — Die Behandlung ist naturgemäss wesentlich einfacher wie bei der Fistel der Parotis. Da irgendwelche wichtigen Nerven die Drüse nicht begleiten, so entfernt man letztere zweckmässig vollständig, ohne sich länger mit der Einführung von Kanülen aufzuhalten. Empfehlenswert ist es aber, in jedem einzelnen Falle ein Röntgenbild nach Wismutinjektion anfertigen zu lassen oder wenigstens eine Injektion von gefärbter Flüssigkeit der Operation vorauszuschicken, da man nur so in vollkommener Weise über die Richtung der Fistel und die Ausdehnung der zu entfernenden Teile orientiert wird.

---

[1]) Eine Anzahl weiterer Methoden kann wegen ihres unsicheren Erfolges hier übergangen werden.

Die Anwendung der Extension in der Kieferchirurgie.

Von

Dr. med. August Lindemann,
Spezialarzt für Chirurgie in Essen-Ruhr,
z. Z. Chirurg des Düsseldorfer Lazaretts für Kieferverletzte.

Mit 18 Abbildungen im Text.

Die spontane knöcherne Verheilung des zertrümmerten Unterkiefers wird nicht so selten verzögert oder auch unterbrochen, weil einzelne Fragmente ihren örtlichen Zusammenhang mit der Nachbarschaft verlieren und auch durch das zur Zeit übliche Verfahren der Anwendung intraoraler, d. h. dentaler Verbände nicht in ihre ursprüngliche Lage zurückgebracht bzw. in dieser gehalten werden können. In den bisher erschienenen Heften der „Behandlungswege" ist bereits verschiedentlich in anderem Zusammenhang an Hand von Abbildungen und Röntgenaufnahmen auf diese der Therapie erwachsenden Schwierigkeiten aufmerksam gemacht, und auch der zu ihrer Beseitigung verfügbaren Hilfsmittel in abgekürzter Form gedacht worden. In den folgenden Ausführungen möge dieses Gebiet einmal zusammenhängend besprochen werden.

Die Notwendigkeit, wegen einer Verschiebung von Fragmenten bei Unterkieferbrüchen eingreifen zu müssen, kann recht oft in allen Teilen des Kiefers gegeben sein. In diesem Zusammenhang interessieren nun weniger die durch die verletzende Gewalt eingetretenen, frischeren Verschiebungen, da diese sich mit Hilfe von Gummizügen oder durch manuellen Eingriff, wenn erforderlich unter Zuhilfenahme der Narkose ohne besondere Schwierigkeiten beseitigen lassen. Hier kommen vielmehr solche Dislokationen in Frage, welche im Ablauf des Heilungsprozesses durch fehlerhafte Vereinigung oder durch Narbenschrumpfung hervorgerufen worden sind. So kann es sich darum handeln, bei einer Zertrümmerung der Kieferwinkelpartie das proximale zahnlose Kieferfragment aus seiner oft erheblichen Verschiebung nach vorne aufwärts und einwärts heraus wieder in seine ursprüngliche Lage zurückzuführen und in dieser so lange zu erhalten, bis entweder durch eine spontane Vereinigung oder durch knöcherne Überbrückung nach Einpflanzung eines Transplantates in den Defekt ein erneutes Abweichen unmöglich geworden ist. Weiterhin müssen oft anderwärts, z. B. in der Gegend des Kinnes aus der Kontinuität des Kiefers gelöste Bruchstücke in geordnete Beziehung zu den seitlichen Fragmenten zurückgebracht und festgestellt werden, was besonders dann Schwierigkeiten macht, wenn eines oder mehrere der Fragmente zahnlos geworden sind. Oder es muss endlich eine Korrektur von Kieferfragmenten bei ein- oder mehrfachem Bruch vorgenommen werden, während gleichzeitig der Verlust aller Zähne die Verwendung dentaler Apparate unmöglich macht. Schon in Friedenszeit ist eine Lösung dieser Aufgaben in verschiedenster Weise angestrebt worden. Eines der angewandten Mittel ist die Wiedervereinigung der auseinandergewichenen, zueinander gehörigen Knochenenden mittels Drahtnaht gewesen. Wenn diese Methode früher und auch noch zu Beginn des Krieges hier und dort Anwendung gefunden hat, so sind nunmehr ihre Nachteile doch ziemlich allgemein anerkannt worden; und nur dann, wenn es möglich ist, die gelegte Naht fortgesetzt zu überwachen, und sie sofort zu entfernen, wenn sie zu Reizungen und Entzündung führen sollte, darf von ihr im Notfalle einmal Gebrauch gemacht werden. Eine andere Art der Behandlung beruht auf der Anwendung von Pelotten bzw. Prothesen. Diese sollen einmal von den bereits richtig gestellten, noch bezahnten Bruchenden aus die zahnlosen Bruchstücke umgreifen und in der gewünschten Lage festhalten; sie sollen endlich auch noch erfolgreich Verwendung finden können, wenn die von der Verletzung her erhalten gebliebenen Zähne nicht zur Stützung geeignet scheinen, oder wenn alle Zähne verloren gegangen sind. Im ganzen scheint aber bei Benutzung dieser Apparate reichlich Vorsicht geboten. Mag die Pelotte oder Prothese auch aus leichtem Material, exakt nach Gipsabdruck gearbeitet, und die von ihr erhoffte Druckwirkung recht gleichmässig auf eine grosse Strecke verteilt sein, so kann es doch gar zu leicht zur Ausbildung einer Druckstelle und zur Entzündung kommen. Und welche Bedeutung eine derartige Folge im Hinblick auf das Schicksal eines benachbarten Transplantates haben kann, haben zwei im hiesigen Lazarett beobachtete Fälle gezeigt. Bei beiden Patienten kam es nach erstmalig reizlosem Heilverlaufe zu Dekubitus, Eiterung am Transplantate und Ausstossung des letzteren.

In Ansehung solcher ernsten Störungen erscheint es verständlich, wenn nach anderen Behandlungswegen Umschau gehalten wird. So gaben uns vor nunmehr $1^3/_4$ Jahren die guten Erfolge der Codivilla-Steinmannschen Nagelextension bei der Behandlung der Extremitätenbrüche Anlass, in ähnlicher Weise am Kiefer vorzugehen. Und seit der damaligen Einführung der Methode in die Kieferchirurgie hat sie bis heute in einer grossen Reihe von Fällen erfolgreiche Anwendung gefunden. Die erstmalig geübte Anbringung eines Nagels, ähnlich den zur Extension der Extremitätenknochen benutzten, erweist sich für die Folgezeit als technisch zu schwierig und in Wirkung und Ablauf nicht zuverlässig genug. In Abänderung der Methode gelangen andere Apparate zur Anwendung, die unter Durchbohrung des Knochens und Anbringung einer kräftigen Rückplatte hinter demselben die Möglichkeit eines intensiven und dauernden Zuges gestatten. Und wenn anfänglich die Extension nur zur Korrektur von Verschiebungen im Bereiche des aufsteigenden Kieferastes benutzt worden ist, so ist ihr Anwendungsbereich im Laufe der Zeit erheblich erweitert worden. Sie dient nunmehr zur Beseitigung von Verschiebungen nicht nur zahnloser, sondern auch noch mit Zähnen versehener Fragmente im Bereiche des gesamten Unterkiefers und stellt in dieser Form auch eine wertvolle Unterstützung manches intraoralen Verbandes dar.

Zunächst möge nun eine Anzahl von Patienten im Bilde vorgeführt werden, bei welchen die Extension in dieser oder jener Weise Anwendung gefunden hat. Hinterher sollen einige Notizen über die Technik des Verfahrens, über Anwendungsbereich und Frage der Indikation folgen. — In einfacherer Form hat die Extension schon mehrfach als Notverband mit Erfolg in einer Reihe von Kieferverletzungen Anwendung gefunden. Es sind dieses solche Fälle, in denen durch die Verletzung das Kinnmittelstück aus der Kontinuität gerissen ist. Infolge Muskelzugs und der eigenen Schwere fällt mit dem Kinnknochen Mundboden und Zunge zurück, der Kehldeckel folgt nach, es kommt zu Störungen der Atmung. Mitunter gilt es dann rasch, bedrohliche Erstickungsanfälle zu beseitigen und ihrer Wiederholung vorzubeugen. Die Verwendung intraoraler Verbände ist oft nicht möglich, weil in dem zurückgesunkenen Frontstück alle Zähne verloren gegangen sind. Und auch durch äussere, nur die Weichteile fixierende Verbände gelingt es nicht, das Mittelstück genügend weit vorzubringen und damit die freie Kehlkopfatmung wieder herzustellen. Hier kann durch eine von aussen am Kieferkörper angreifende Kraft rasch Abhilfe geschaffen werden. Ohne besondere Schwierigkeit gelingt es, von einer kleinen, am unteren Kinnrande gesetzten Wunde aus eine am Ende umgebogene Drahtspange um den unteren Kieferrand herumzuführen. Das freie

vorragende Ende der letzteren wird in Verbindung mit einem Kopf-
kappendrahtverbande gebracht. Je nachdem man dann stärker oder
schwächer anspannt, erreicht man unschwer ein Vortreten des Kinnknochen-
stückes und damit auch ein Freierwerden der Atmung. Ein derartiges
einfaches Verfahren hat bei dem in Abb. 1 gezeigten Patienten mit
gutem Erfolge Anwendung gefunden. Hier ist durch die verletzende
Gewalt das Kinnmittelstück aus seinen seitlichen Verbindungen gerissen
worden, stark zurückgesunken und hat den Kehlkopfeingang sich
verschliessen lassen. Im Felde ist deshalb bereits die Tracheotomie

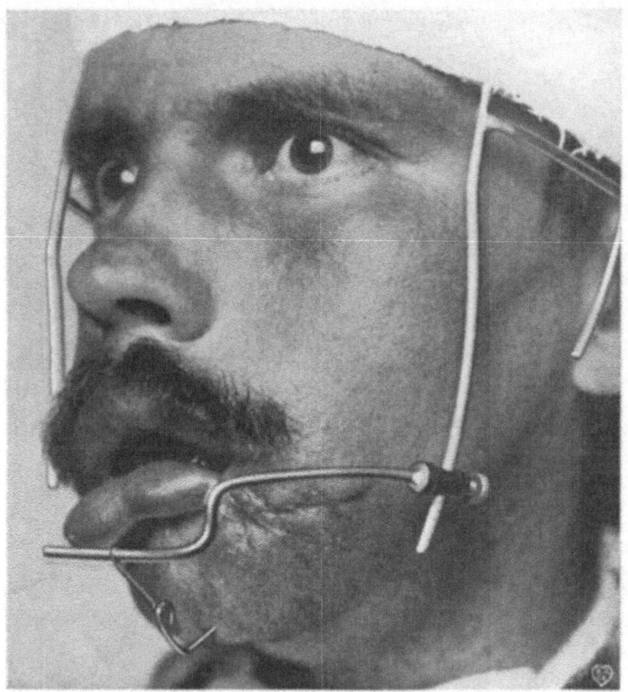

Abb. 1.

ausgeführt worden, und Patient alsbald ins Speziallazarett geschickt
worden.

Ein Dekanülement gelingt nur für einige Tage. Während noch der
intraorale, zur Beseitigung der Verschiebung der Bruchstücke bestimmte
Drahtverband fertig gestellt wird, tritt infolge vermehrten Rücksinkens
des Kinnstückes eine erneute lebhafte Störung der Atmung auf. Eine
sofort ausgeführte Tracheotomie beseitigt letztere wieder. In gleicher
Sitzung wird sodann ein am Ende umgebogener Draht in Stärke von
etwa 2 mm durch ein rasch angelegtes Bohrloch im Kinnkörper durch-

geführt, und sein freies Ende derart, wie es Abb. 1 zeigt, durch einen
federnden Drahtarm mit einem Kopfkappengipsverbande in Verbindung
gebracht. Die Verschiebung des Bruchstückes lässt sich jetzt vollkommen ausgleichen; in der Folgezeit tritt auch nach links hin eine
kräftige knöcherne Überbrückung der Pseudarthrose in richtiger Stellung
ein, während sich rechterseits die Festwerdung verzögert.

Wenn diese Art der Extension auch im Vergleich zu anderen
weiterhin zur Beschreibung kommenden Fällen als primitiv zu bezeichnen

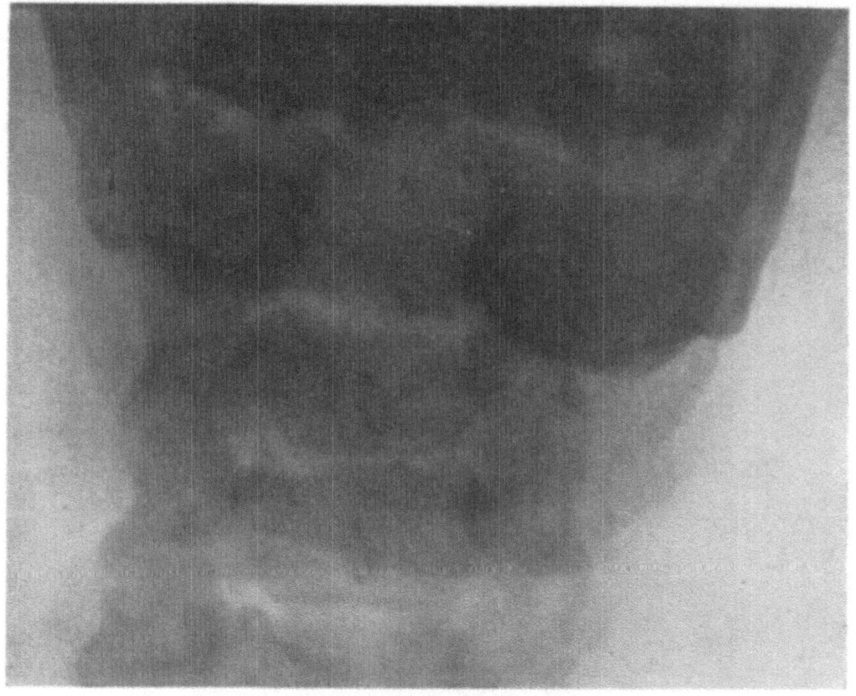

Abb. 2.

7 cm langer knöcherner Defekt des Unterkiefers im Bereiche der Kinnpartie und horizontalen Äste. Durch narbige Schrumpfung bedingte Verschiebung und Drehung der seitlichen Stümpfe.

ist, so erfüllt sie den ihr zugedachten Zweck doch vollkommen. Es
tritt auch — dieses ist von besonderem Interesse — keinerlei Reizung
an der Ansatzstelle des Knochens in der Folgezeit auf; ebensowenig
lockert sich die Vereinigung des Drahtendes mit dem Knochen.

Bei dem in den nächstfolgenden Bildern 3, 4 und 5 dargestellten Patienten handelt es sich um einen Verlust der Kinnpartie sowie der angrenzenden Teile der wagerechten Äste in Gesamtausdehnung von fast 7 cm. Der

Patient findet im Kieferlazarett Aufnahme, nachdem zunächst einmal von anderer Seite die Weichteile der Unterlippe und des Kinnes wiederhergestellt, und dann auch der Versuch gemacht worden ist, den knöchernen Defekt durch eine Transplantation aus einer Rippe zu decken; infolge Eröffnung der Mundhöhle ist es jedoch zur Infektion und zur Ausstossung des Transplantates nach ca. 14 Tagen gekommen. Noch längere Zeit eitert es aus der Operationswunde. Dann tritt eine Narben-

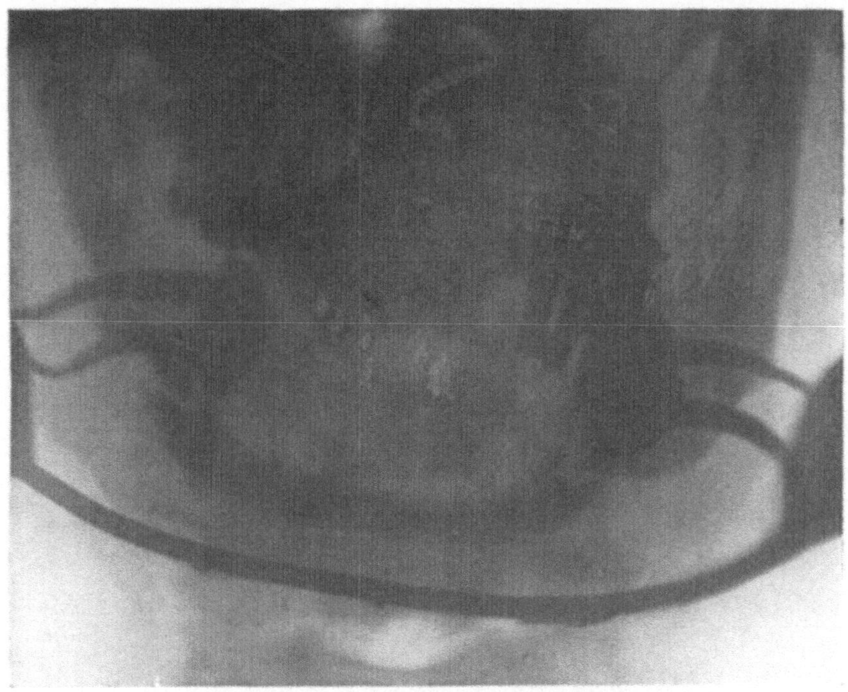

Abb. 3.

Derselbe Patient, wie in Abb. 2, nach Ausführung der doppelseitigen Extension und Knochentransplantation.

schrumpfung auf, die den zunächst grossen Defekt schliesslich auf 3,5 cm verkleinert.

Zwischen den beiden Knochenstümpfen spannt sich ein derbes, strangförmiges Narbengewebe, das ein Auseinanderdrängen der Enden nicht gestattet und einer Erweichung durch Massage und Saugen erheblich trotzt. Ein dentaler Verband, der die Kieferstümpfe dehnen könnte bzw. nach erfolgter Dehnung in ihrer richtigen Lage halten würde, lässt sich nicht anbringen, da nur noch ein einziger Zahn im Unterkiefer in Gestalt des linken letzten Molaren vorhanden ist. Es wird des-

halb eine doppelseitige Extension zu Hilfe genommen. Jederseits werden
durch den Kieferstumpf nahe dem Ende desselben zwei Bohrlöcher ge-
bohrt, und unter ihrer Benutzung eine kräftige Extensionsplatte eingefügt, wie sie in dem Röntgenbilde (Abb. 3) deutlich erkennbar ist.
Dasselbe Bild zeigt auch die im Laufe einiger Tage bewirkte Änderung
in der Stellung der Kieferstümpfe; während Abbildung 2 die Verhältnisse vor der Korrektur erkennen lässt und vornehmlich auch die

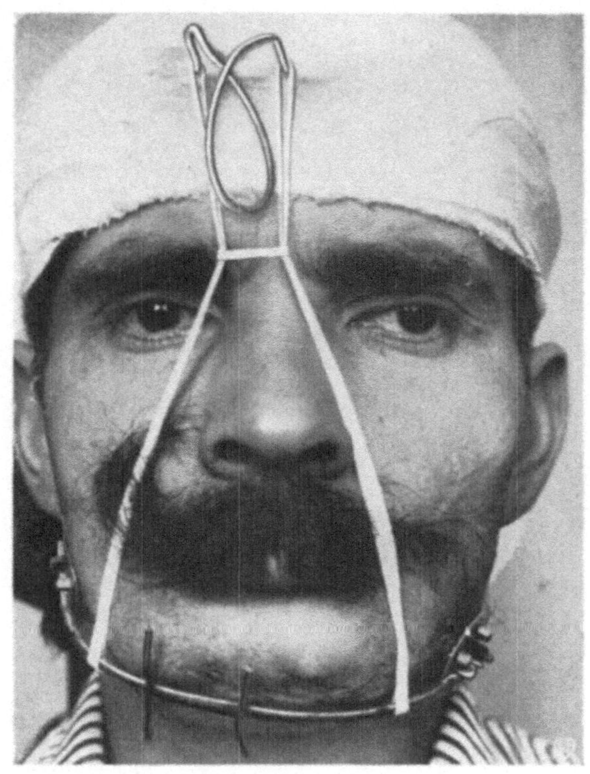

Abb. 4.
Derselbe Patient, wie in Abb. 2.   Äussere Ansicht des Extensionsapparates.

starke Kippung der Fragmente zeigt, bringt Abb. 3 die Erweiterung der
Lücke, sowie die Geraderichtung der Stümpfe zum Ausdruck. Die
Extensionsplatten sind hier, wie stets, subperiostal gelagert worden und
schmiegen sich der Knochenfläche glatt an; sie halten sich dabei von
dem eigentlichen Ende des Stumpfes noch $1^{1}/_{2}$ bis 2 cm entfernt. Die
Wirkung der Extension wird durch zwei kräftig federnde Drahtarme
vermittelt, welche von einem Kopfgipswickelverbande aus seitlich nach
abwärts ragen. Nach dem Ausgleich der fehlerhaften Verschiebung wird

zur Erhaltung des gewonnenen Resultates eine starre Vereinigung zwischen
den beiden Extensionsplatten durch einen um das Kinn herumführenden
Metallbügel hergestellt, derart, wie es Abb. 4 erkennen lässt. Der
Metallbügel wird dann noch mit Hilfe eines Kopfkappengipsverbandes
fixiert gehalten, so dass Bewegungen des Unterkiefers im ganzen unmöglich gemacht sind. Zum Zwecke der Verhütung einer Verschiebung
nach der Seite des Narbenzuges hin erhält zudem der einzige Zahn

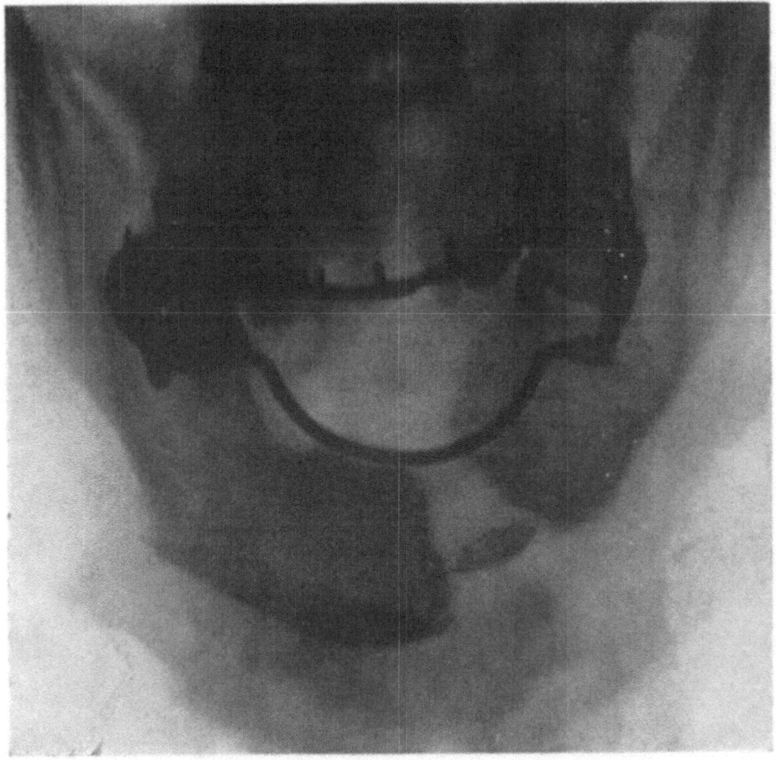

Abb. 5.
Verschiebung und Kippung der Fragmente bei Defekt des linken horizontalen Astes.

links aussen eine kleine schiefe Ebene. $2^1/_2$ Wochen nach dem Anlegen des Extensionsapparates wird die Transplantation von Beckensubstanz in den Kinndefekt vorgenommen, und zwar in Ausdehnung
von $6^1/_2$ cm. Der Erfolg derselben ist, soweit man in Anbetracht der
bisher vergangenen Zeit ($5^1/_2$ Monate) ein Urteil abgeben kann, ein recht
guter; die primäre Einheilung vollzieht sich insbesondere gänzlich ungestört, trotzdem linkerseits eine Epithelzyste eröffnet und rechterseits bei
Anfrischung des Stumpfendes die Extensionsplatte freigelegt wird. — Be-

37*

merkenswert ist vor allem, dass keinerlei Reizung durch die Anbringung der Extension auftritt, weder in der ersten Zeit, als durch die kräftig federnden Drahtarme ein recht starker Zug ausgeübt wird, noch auch dann, als durch den Metallbügel eine absolute Ruhigstellung der Kieferteile angestrebt wird[1]).

In ähnlicher Weise wie in dem eben beschriebenen Falle findet die Extension bei dem in den Abbildungen 5 bis 9 dargestellten

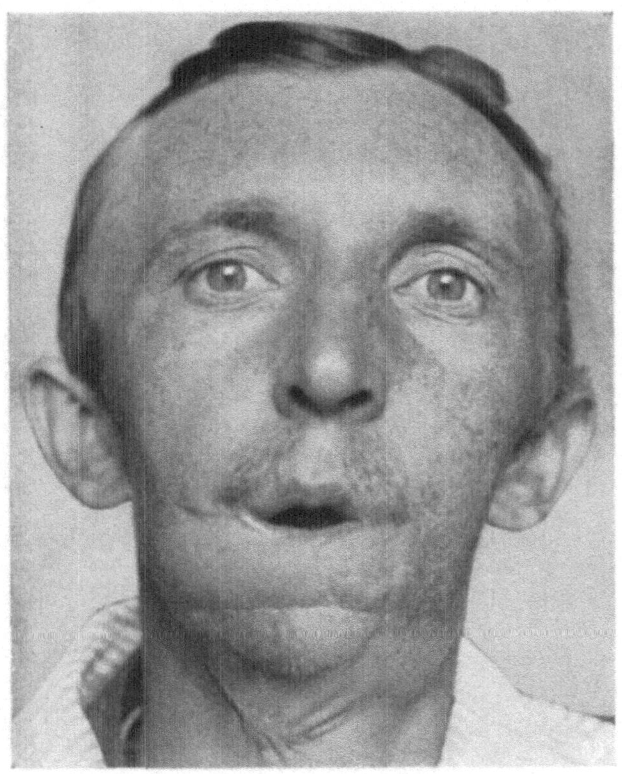

Abb. 6.
Derselbe Patient, wie in Abb. 5.   Vor der Extension.

Patienten Anwendung.   Hier ist durch die Verletzung und die sich anschliessende Eiterung ein Knochendefekt in Ausdehnung von fast 4 cm im Bereiche des linken horizontalen Astes und der Kieferwinkelpartie entstanden.   Die sich anschliessende Narbenkontraktur hat zwar die Lücke erheblich verkleinert, jedoch auf Kosten der guten Stellung der beiden Kieferhälften.   Um so leichter hat die Verschiebung

---

[1]) Inzwischen ist die knöcherne Kontinuität wieder hergestellt, und die Extension entfernt worden.

der letzteren eintreten können, als rechts unten sich nur noch zwei und links unten nur noch ein Mahlzahn befinden, die ihrerseits nicht absolut festsitzen und einem dentalen Verbande keine genügende Stütze bieten können. Das Gewebe zwischen den Kieferstümpfen ist von einer ausserordentlichen Härte; inmitten der Narbenpartie eingebettet, liegt ein $1^3/_4$ cm langes Knochenschaltstück, das sich scheinbar aus Periostresten wieder gebildet hat (Abb. 5 u. 7). Eine Dehnung der Narbenmassen lässt sich durch

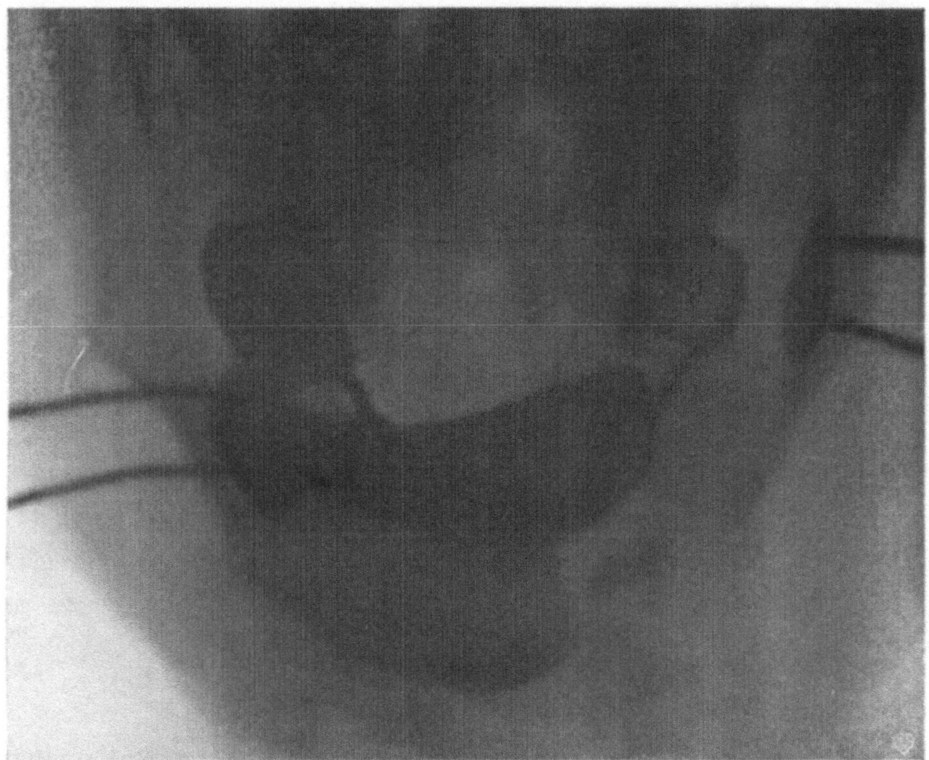

Abb. 7.
Derselbe Patient, wie in Abb. 5. Wirkung der Extension auf die Kiefer-Seitenteile.

manuellen Eingriff in keiner Weise erreichen. — Beiderseits wird deshalb eine Extension eingefügt, linkerseits nahe dem Ende des Kieferstumpfes, rechterseits in der Gegend des Kieferwinkels. Schon in einigen Tagen wird dann unter Verwendung stark federnder Drahtarme ein Ausgleich der fehlerhaften Stellung in vollkommener Weise herbeigeführt, wie dieses die Abb. 7 u. 8 gegenüber den Anfangsbildern 5 u. 6 deutlich erkennen lassen. 14 Tage später erfolgt die Einpflanzung eines 5 cm langen Stückes aus dem linken Beckenkamm unter gleichzeitiger Entfernung des Kiefer-

schaltstückes. Die Ruhigstellung des Kiefers für die Zeit der Knochen-
heilung wird dadurch erreicht, dass die rechterseits noch stehenden Zähne
durch Drahtligaturen mit den Oberkieferzähnen fest verschnürt werden.
Zudem wird durch Anbringung einer schiefen Ebene rechts aussen dafür
gesorgt, dass die rechte Kieferhälfte nicht wieder, wie bisher mitt-
wärts abweichen kann; dadurch ist gleichzeitig auch die linke Seite
ruhiggestellt, denn nur unter Aufwendung grosser Kraft ist es während

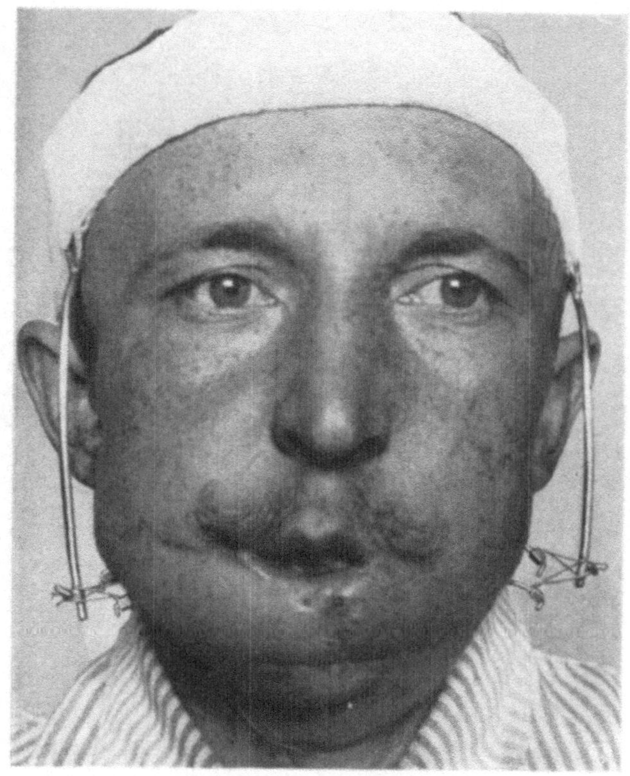

Abb. 8.
Derselbe Patient, wie in Abb. 5. Äussere Ansicht der Extension.

des Eingriffs möglich gewesen, die Kieferstümpfe noch soweit zu dehnen,
dass das Beckentransplantat zwischengefügt werden konnte. Mit der
Beendigung der Transplantation ist auch die Extension überflüssig geworden; die Platten bleiben jedoch der Vorsicht halber liegen, bis eine
völlige knöcherne Vereinigung eingetreten ist (Abb. 9). — Auch in diesem
Falle ist es, ebenso wie in dem vorigen, in keinem Zeitraum der Heilung
zu einer Reizung seitens der Extensionsapparate gekommen. Die
letzteren liegen zur Zeit, d. h. 5 Monate nach ihrer Anbringung, noch

absolut fest der Rückfläche des Knochens an, es besteht keinerlei Absonderung.

Die beiden, hier im Bilde gezeigten Fälle haben Eines gemeinsam,
dessentwillen sie auch so ausführlich zur Darstellung gebracht worden
sind. Es ist mit Hilfe der Extension gelungen, derbe Narbenmassen im
Laufe nur weniger Tage soweit zu dehnen, dass die letzteren als Lager
für ein Transplantat von erwünschter Länge benutzt werden konnten.

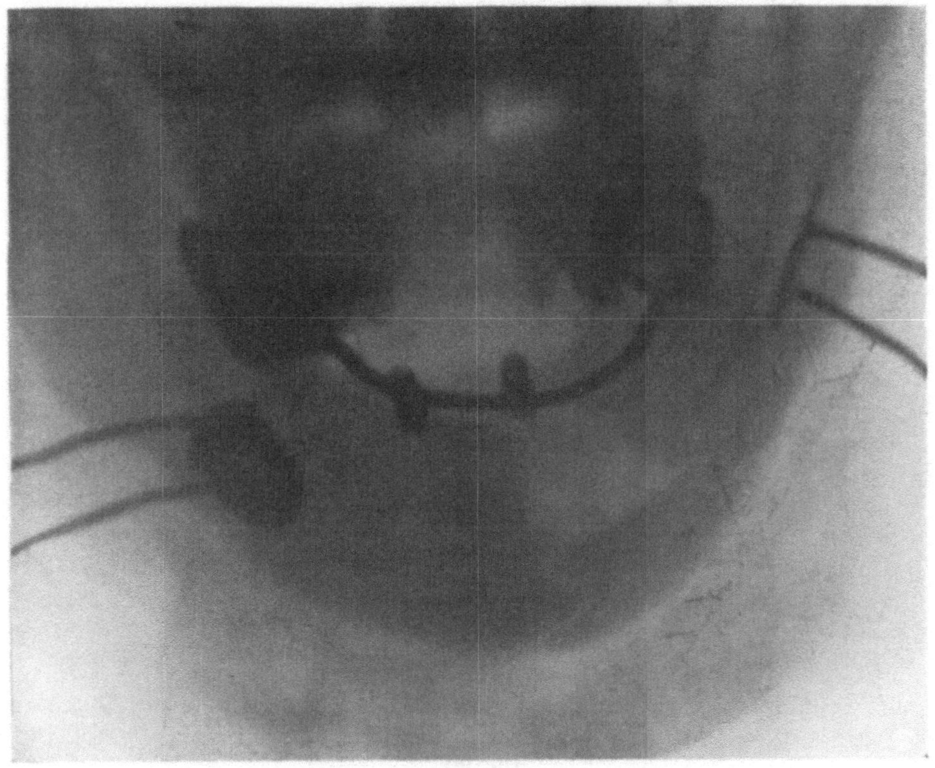

Abb. 9.
Derselbe Patient, wie in Abb. 5, nach der Knochentransplantation.

Infolgedessen ist eine scharfe Durchtrennung der Gewebe mit dem Messer
nicht mehr erforderlich gewesen, und hierdurch wiederum die Behand-
lungsdauer erheblich abgekürzt worden.

Noch ein weiterer Fall möge anschliessend ausführlich beschrieben
werden. Derselbe bietet besonders deshalb ein grosses Interesse, weil
nach Ausführung der Extension eines stark verschobenen Kieferstückes
durch eine gleichzeitige doppelseitige Einpflanzung von grösseren Teilen
des Beckenkammes die knöcherne Kontinuität wieder hergestellt wird.

Es handelt sich um einen Patienten, bei dem infolge der Schussverletzung
das Kinnmittelstück aus der knöchernen Kontinuität des Kiefers gelöst
worden ist. Die bedeckenden Weichteile haben trotz einer länger-
dauernden Eiterung kaum Schaden gelitten, dagegen ist beiderseits dort,
wo die Kiefersubstanz zertrümmert ist, noch reichlich Knochensubstanz
zugrunde gegangen, und ein fast 4 cm grosser Defekt entstanden. Entsprechend dem allmählichen Aufhören der Eiterung setzt dann eine
starke Narbenschrumpfung ein; letztere kann sich um so ungehin-

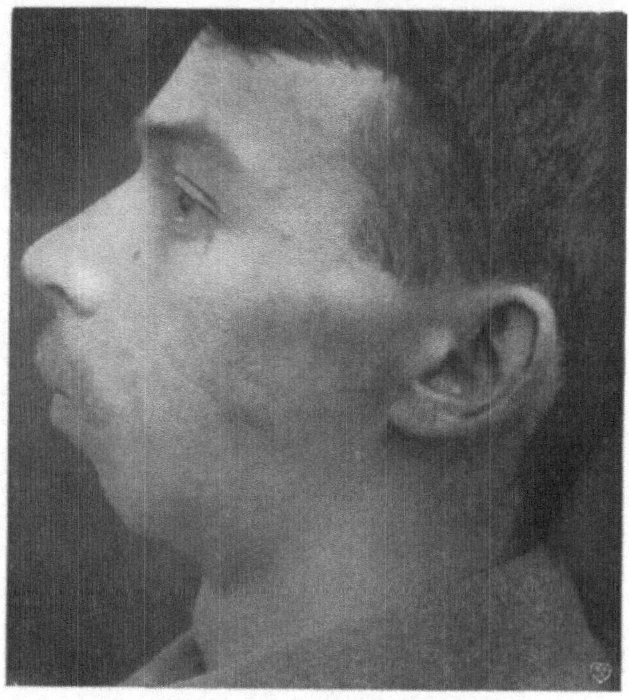

Abb. 10.
Doppelseitiger Bruch des Unterkiefers. Starke Rücklagerung und Kippung des Kinnmittelstückes, sowie Einsenkung der Wangenpartien.

derter entfalten, als eine Fixierung der Kieferfragmente durch Drahtverbände wegen Verlustes fast sämtlicher Zähne unmöglich geworden
ist. Im Ablauf der Narbenschrumpfung verschieben sich die seitlichen
Kieferfragmente unter Abflachung bzw. Einsinkung der seitlichen Wangenteile und besonders der Kieferwinkelpartie weit nach vorn abwärts und
einwärts. Andererseits wird das Kinnmittelstück einmal im ganzen nach
rückwärts gezogen, so dass die in demselben noch erhaltenen Zähne
weit hinter denen des Oberkiefers zurückliegen; und ferner nimmt das-

selbe auch eine starke Schrägstellung ein, sodass bei der Betrachtung von der Seite her die Kinnpartie ausgiebig abgeflacht erscheint. Besonders gut lässt sich diese Entstellung der seitlichen und unteren Gesichtspartien auf der von links, wie auch von vorne her erfolgten Aufnahme (Abb. 10 bzw. 12) erkennen, während im Röntgenbild (Abb. 11) vor allem die Kippung des Mittelstückes zum Ausdruck kommt. Man

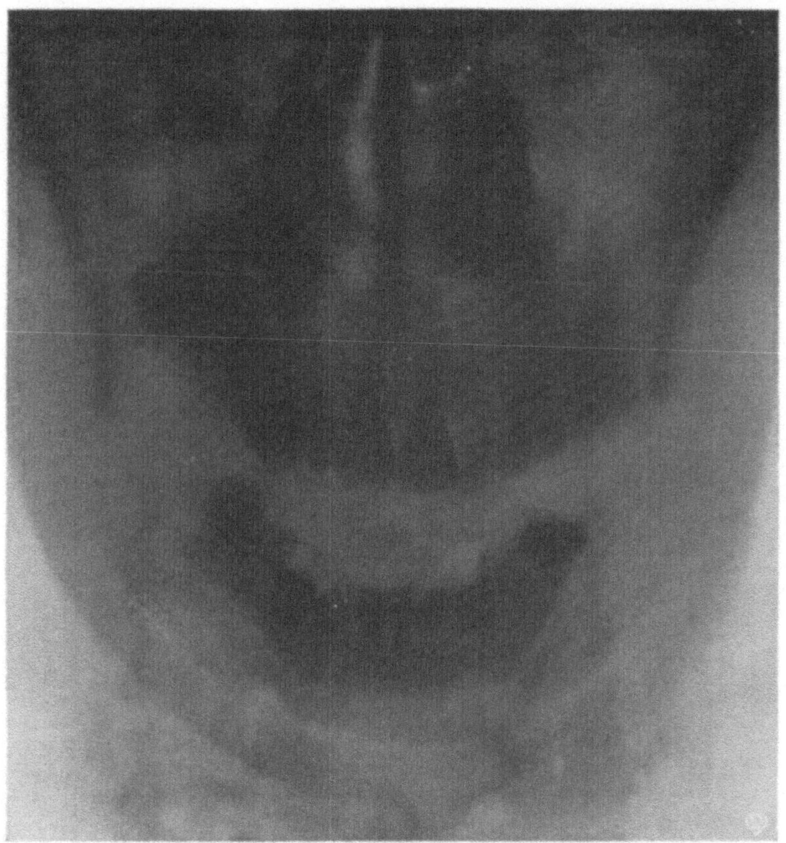

Abb. 11.
Derselbe Patient, wie in Abb. 10. Starke Kippung des Kinnmittelstückes.

gewinnt bei oberflächlicher Betrachtung des Bildes den Eindruck, als ob der Körper des Kinnteiles völlig verloren gegangen ist, während er in Wirklichkeit, wie auch das nach der Korrektur aufgenommene Röntgenbild deutlich zeigt, vollkommen erhalten geblieben ist.

Was hier die Therapie anbelangt, so konnte es zunächst zweifelhaft erscheinen, ob die Extension allein ohne gleichzeitige scharfe Durchtrennung der starren Narbenmassen eine Korrektur ermöglichen würde. Gleichwohl

wird, im Hinblick auf ähnlich gelagerte, mit gutem Erfolge durch die Extension behandelte Fälle, ein solcher Versuch gemacht. Zunächst werden die
Zahnreihen beider Kiefer, soweit sie erhalten sind, mit fortlaufenden gestanzten Kappen versehen und durch Drahtligaturen fest miteinander verschnürt. Hierdurch wird die Verschiebung im Bereiche des Zahnfortsatzes
bereits beseitigt. Nunmehr wird ein Schnitt parallel dem unteren Kinnrande
angelegt, das Periost von der Rückfläche des Kinnknochens abgeschoben,

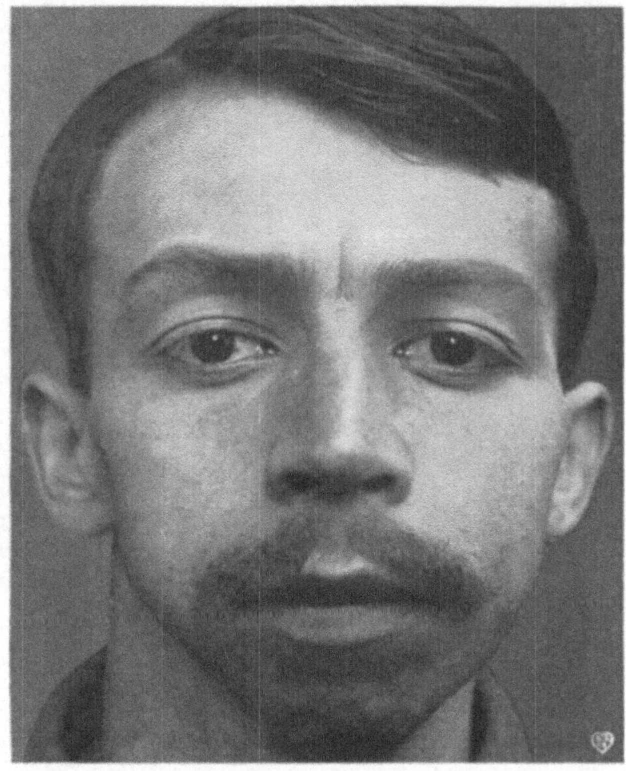

Abb. 12.

Derselbe Patient, wie in Abb. 10. Hier kommt vornehmlich die durch den doppelseitigen
Knochendefekt entstandene Verschmälerung des unteren Gesichtsdrittels gut zum Ausdruck.

und zwischen beide eine mit zwei starken, jedoch noch leicht biegsamen
Nickelindrähten versehene Zinnplatte eingefügt. Die Drähte werden durch
besondere Öffnungen durch den Knochen und die Weichteile hindurch
nach vorn geführt und hier über einer gleichgrossen Zinnplatte unter
Vermeidung eines starken Zuges miteinander verknüpft. Ihr Ende wird
mit einem stark federnden, von der Oberkieferzahnreihe hergeleiteten
Drahte verbunden, unter Einschaltung eines Schraubengewindes, das je

nach Wunsch einen schwächeren oder stärkeren Zug auszuüben gestattet. In Abb. 13 ist der äusserlich sichtbare Teil des Apparates von vorn her, in Abb. 14 von der Seite her veranschaulicht; die Lage der Extensionsplatten zueinander und zu dem Kinnkörper ist in dem Röntgenbilde (Abb. 15) gut erkennbar. Abb. 14 lässt deutlich die durch Andrehen der Schraube im Laufe einiger Tage erreichte Wirkung der Extension erkennen, das Kinnmittelstück steht im Verbande des Kiefers nahezu

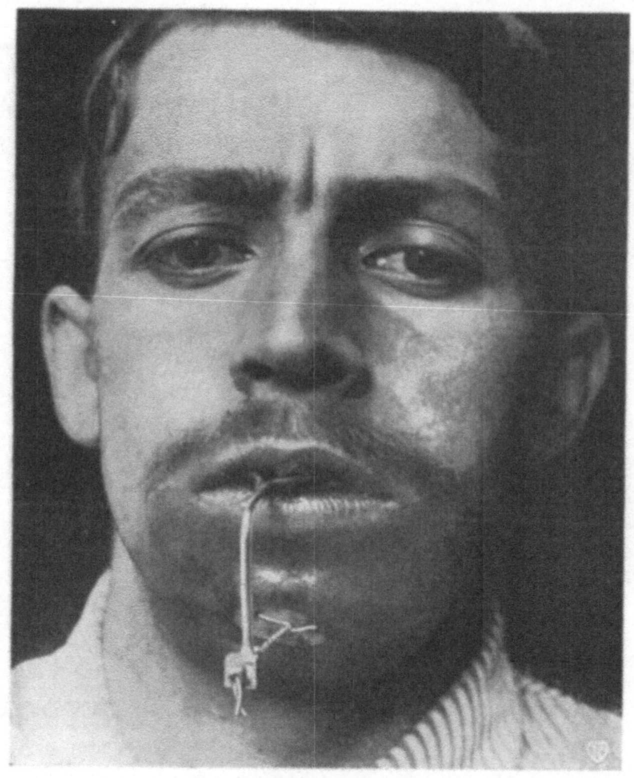

Abb. 13.
Derselbe Fall wie in Abb. 10. Äussere Ansicht des Extensionsapparates von vorne.

wieder regelrecht. Durch eine gleichzeitige energische mechanische Beeinflussung der seitlichen, die Knochenlücken deckenden Narbenpartien mittels Saugung und Massage ist das Gewebe daselbst weicher geworden, so dass die Seitenteile des Kiefers sich ohne besondere Spannung seitlich und rückwärts in ihre ursprüngliche Lage zurückbringen lassen. Acht Tage nach Anlegung der Extension wird sodann gleichzeitig der knöcherne Defekt der linken und rechten Seite geschlossen, wozu 3,5 bzw. 4 cm lange Stücke aus dem Beckenkamm erforderlich sind. Die Einfügung der letzteren bereitet keine besonderen Schwierigkeiten, hinterher haften dieselben in ihrer Verhakung absolut fest. Das beigefügte Röntgenbild 15 zeigt die Verhältnisse des Kiefers etwa acht Tage nach der Knochentransplantation. Inzwischen[1]) ist rechterseits die primäre Einheilung des Transplantates beendigt und die Organisierung in vollem Gange; linkerseits ist es infolge einer Nachblutung zu einer Eiterung gekommen, die, anfänglich starker Natur, bald geringer wurde und im Laufe von mehreren Wochen vollkommen aufgehört hat, ohne im übrigen die Ein-

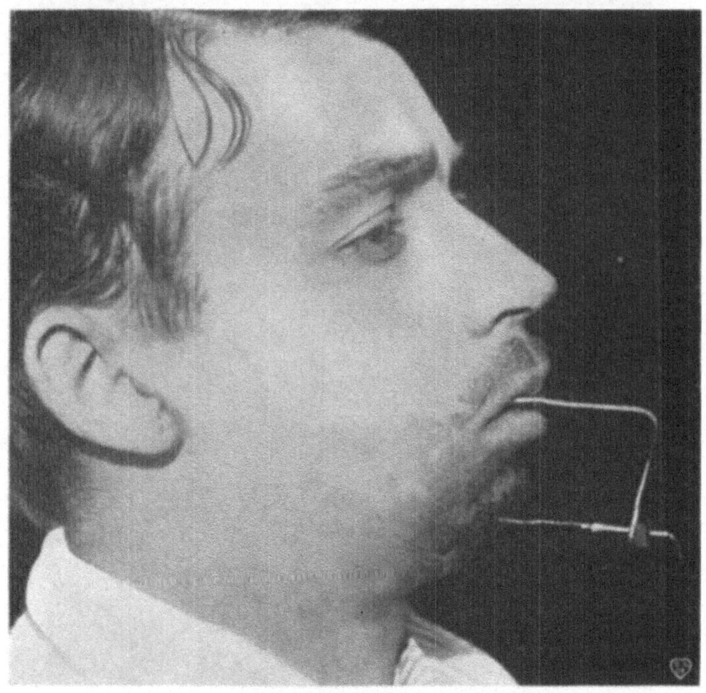

Abb. 14.
Derselbe Patient, wie in Abb. 10. Äussere Ansicht des Extensionsapparates von der Seite.

heilung des Transplantates nachweislich zu stören. Einige Wochen nach der Einpflanzung bildet sich beiderseits eine recht erhebliche Menge Kallus, die ständig zunimmt und dem Gesichte ein völlig verändertes Aussehen gewährt; die vorher eingesunkenen Partien zeigen, wie die Abb. 16 und 17 ergeben, wieder eine kräftige Wölbung. Die Extension ihrerseits wird einige Wochen nach der Transplantation entfernt. Die zwischen Knochenrückfläche und Periost eingeschobene Extensionsplatte bleibt nämlich infolge der Biegsamkeit und Nachgiebigkeit der von ihr

---

[1]) Seit der Knochentransplantation sind bereits 6 Monate vergangen.

ausgehenden Drähte nicht genügend fest fixiert und lockert sich. Infolgedessen tritt eine Reizung und Entzündung des Kieferknochens in
der Kinngegend auf. Da dieselbe nicht zurückgeht, wird die Extension
entfernt, ohne dass jedoch eine Störung in der Einheilung der Transplantate und Konsolidierung auftritt[1]). Über die Vermeidung eines der-

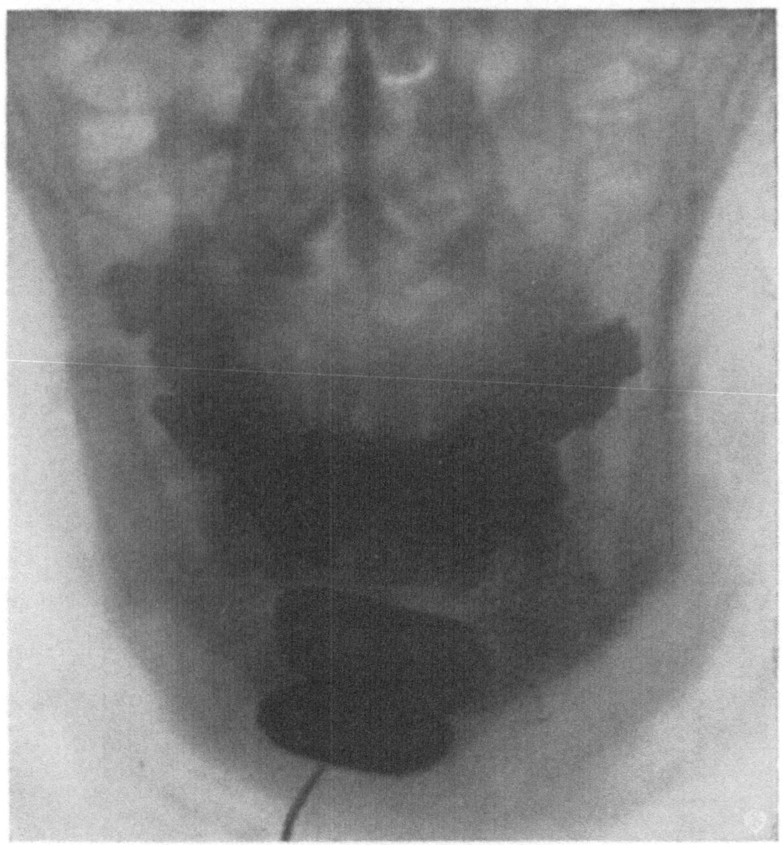

Abb. 15.
Derselbe Patient, wie in Abb. 10. Beiderseits ist die Knochentransplantation ausgeführt.
Die Lage der Extensionsplatten zueinander und zum Kinnmittelstück ist deutlich er-
kennbar.

artigen Zwischenfalles, der wohl nur durch gewisse, dem Extensionsapparate anhaftende Mängel hervorgerufen worden ist, wird weiter unten
noch bei Besprechung einiger allgemeiner Gesichtspunkte berichtet.

Die uns gegebene Möglichkeit, diese Extension verlagerter Kieferteile in nunmehr $1^3/_4$ Jahren an einem grossen Material anwenden und

---

[1]) Beiderseits ist inzwischen die knöcherne Kontinuität wieder hergestellt.

in Wirkung und Ablauf verfolgen zu können, hat zunächst dazu geführt, einzelne der Methode anhaftende Mängel zu beseitigen. Ausserdem
gestattete sie, eine Reihe von Vorsichtsmassregeln kennen zu lernen, ohne
deren Anwendung immer einmal eine Störung des Heilverlaufes eintreten kann.

Zunächst einige Worte zur Frage der Asepsis. Bei Innehaltung
der erforderlichen Vorsichtsmassregeln lässt sich von vornherein eine

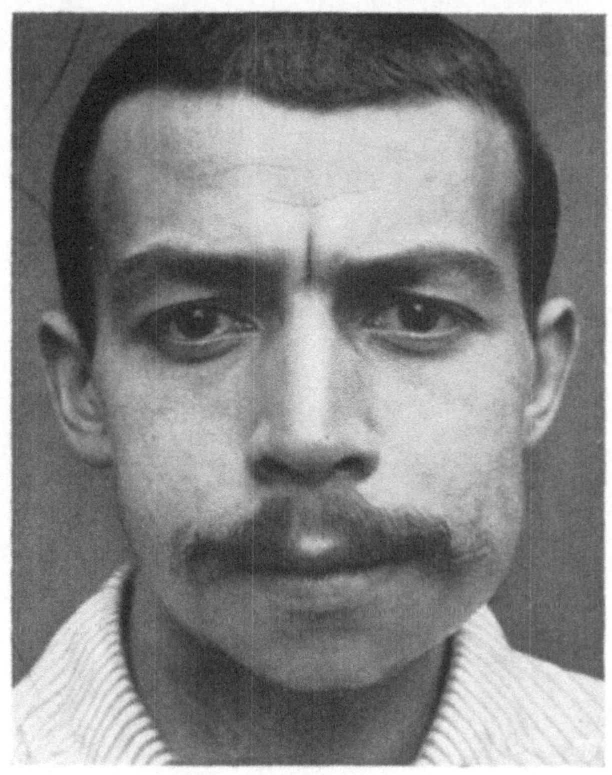

Abb. 16.
Derselbe Patient, wie in Abb. 10. Drei Monate nach Ausführung der doppelseitigen
Knochentransplantation und Entfernung des Extensionsapparates.

ausgezeichnete Einheilung der Extensionsplatte wohl in jedem Falle
recht gut erzielen. Grundbedingung für das Gelingen eines jedesmaligen
Eingriffs ist allerdings die Wahrung absoluter Sauberkeit. So darf eine
Eiterung in der Nähe der zur Extension vorgesehenen Kieferpartie
nicht mehr nachzuweisen sein. Insbesondere muss bei der Lösung
der Knochenhaut von der Rückfläche des Kieferknochens dann sehr
vorsichtig vorgegangen werden, wenn über letzterem im Ablauf der

erstmaligen Heilung Narben entstanden sind; auch hier ist eben, wie bei einer Knochentransplantation, eine Eröffnung der Mundhöhle im Interesse eines glatten Verlaufes absolut zu vermeiden. Im übrigen gelten bezüglich der Technik noch dieselben Grundsätze, wie sie bereits in Heft 4—6 der „Behandlungswege" auf Seite 252 niedergelegt worden sind.

Nach anfänglicher primärer Einheilung der Extensionsplatten treten mitunter Reizerscheinungen auf, wenn eine besondere Belastung

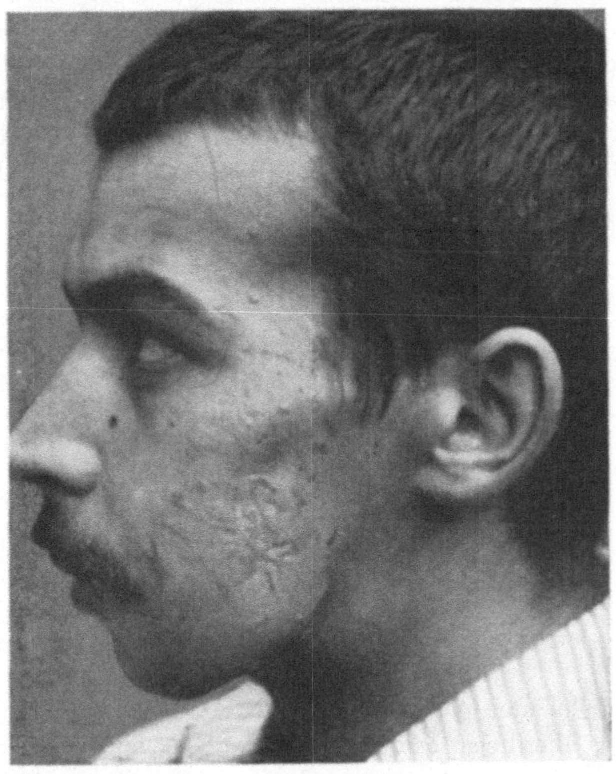

Abb. 17.

Derselbe Patient, wie in Abb. 10. Drei Monate nach Ausführung der doppelseitigen Knochentransplantation und Entfernung der Extension.

des Apparates erfolgt, so wenn letzterer behufs Feststellung des Unterkiefers erhöht beansprucht wird. Diese können sich einmal äussern in leichten Entzündungserscheinungen, wie Schmerzen und Anschwellung der Gewebe; sie können auch endlich zur Bildung von Eiterherden führen. Fortgesetzte Beobachtungen dieser Fälle haben mit Sicherheit erkennen lassen, dass Fehler in der Fixierung des Apparates vorgelegen haben. So kann sich schon ohne weiteres Zutun

und erst recht infolge eintretender Belastung die Extensionsplatte hinter
dem Knochen verschieben und hierdurch zur Reizung und Entzündung
führen, während andererseits bei guter Anbringung der Platte letztere
sich dem Knochen fest anschmiegt, eine Reizung ausbleibt, und einer
Transplantation nichts im Wege steht. Zur Vermeidung von Fehlern
dieser Art scheint es geboten, den Apparat möglichst stabil zu gestalten, andererseits liegt es wiederum im Interesse der leichteren Anbringung, eines reizlosen Verhaltens, sowie auch der besseren Entfern-
barkeit, ihn so leicht wie möglich herzustellen. Zwecks exakter Prüfung
dieser Frage sind neben einer Anzahl von Apparaten, welche aus starrem
Metall hergestellt und mit starren Streben versehen waren, auch aus
dünnen Zinnplättchen verfertigte, mit eingelöteten, leicht biegsamen
Nickelindrähten versehene Platten verwendet worden. Sowohl die stabil,

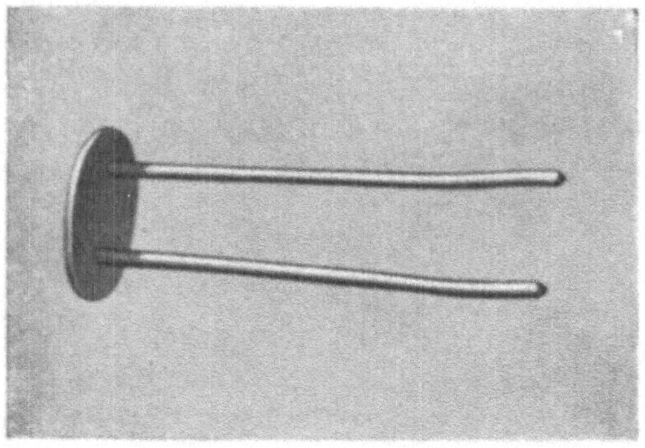

Abb. 18.

Extensionsplatte mit zwei Streben (Normalapparat).

wie auch die leichter gearbeiteten Apparate haben ihre Vorteile; zuweilen haben allerdings beide auch Nachteile aufgewiesen, sei es im
Hinblick auf Technik und Asepsis oder auch Stabilität. Als sogenannter
Normalapparat ist endlich der in der Abb. 18 dargestellte entstanden.
Seine Grundplatte, wie auch die an ihm angelöteten Streben sind
aus reinem Silber hergestellt. Die Platte ist je nach Bedarf 2—2$^1/_2$ cm
lang; in 1$^1/_2$ cm Entfernung sind auf derselben zwei kräftige, 1 mm
dicke Stäbe aufgelötet. Der Apparat ist im ganzen derart biegsam,
dass er sich ohne Schwierigkeit der Kieferform anpassen lässt; insbesondere sind die beiden Streben auch so wenig starr, dass sie sich
leicht durch die möglichst eng zu bohrenden Löcher hindurchschieben
lassen. Grundsätzlich werden jetzt zwei Streben angebracht, einmal im
Interesse eines festeren Anhaftens am Knochen, dann auch aus dem

Grunde, weil mit ihrer Hilfe eine starre Vereinigung mehrerer Extensionsplatten sich hinterher zuverlässiger ermöglichen lässt.

Noch einige weitere Vorsichtsmassregeln sollen hier betont werden. Einmal darf nach Einfügen der Extension nicht zu lange gewartet werden mit der Ausführung der Knochentransplantation. Bleibt nämlich die Extension zu lange Zeit liegen, so besteht immerhin einmal die Möglichkeit, dass sie, ihrer Natur als Fremdkörper entsprechend, zu einer Reizung führt und dadurch den Erfolg der Transplantation gefährdet. Zur Verhütung einer derartigen Folge wird schon von vornherein die Extensionsplatte nicht zu nahe dem Ende des Kieferstumpfes, sondern stets in einiger Entfernung von demselben entfernt angebracht. Tritt alsdann einmal eine Reizung auf, so kann sie immer noch niedergeschlagen werden, bevor sie auf das Transplantat zurückwirkt. Bemerkt sei hier übrigens, dass bisher noch in keinem einzigen Falle die Transplantation in ihrem Ablauf durch die Extension gestört worden ist. Ja selbst dann, als Transplantat und Extensionsapparat in eine gemeinsame Wundhöhle gelagert worden sind, ist eine absolut reizlose Einheilung eingetreten. — Im übrigen lässt noch ein weiterer Grund die baldige Einpflanzung von Knochensubstanz in den Kieferdefekt nach der durch den Extensionsapparat bewirkten Korrektur geraten erscheinen. Gelegentlich kann der stetige, wenn auch geringe Zug der Extension zu einer Druckusur des Knochens und zu einer Lösung des Apparates führen, so dass eine weitere Verwendung desselben unmöglich wird. Dieses wird in ausgesprochenem Masse dann beobachtet, wenn die Extension über Monate hinweg (5—6 Monate) getragen, und die Rückplatte nicht genügend gross gewählt oder wenn sie nicht durch festes, sondern durch aufgelockertes oder neugebildetes kallöses Knochengewebe hindurch angebracht wird. Als geeigneter Zwischenraum zwischen Anbringung der Extension und Ausführung der Knochentransplantation scheint eine Frist von 8—14 Tagen vollauf zu genügen. Gelingt doch die Korrektur einer fehlerhaften Stellung in unkomplizierten Fällen zumeist schon in einigen Tagen, ohne dass eine besondere Kraft aufgewendet zu werden braucht. Eigentlich liegt dann auch kein Anlass vor, mit der Transplantation noch länger zu warten. Und nur, wenn das zwischen den Kieferstümpfen liegende Narbengewebe zu fester Natur, oder wenn eine fehlerhafte knöcherne Vereinigung eingetreten ist, heisst es zunächst mit dem Messer oder Meissel Abhilfe schaffen und zuwarten, bis die frischgesetzten Wunden abgeheilt sind.

Wann soll nun die Extension weggelassen werden und wann kann sie ohne Gefahr für die Verheilung der Fraktur bzw. der Transplantation

entfernt werden? Hierüber kann ein sicherer Entscheid immer nur auf
Grund einer genauen Beobachtung des einzelnen Falles getroffen werden.
In einfacheren Fällen scheint — je nach Ausbildung der Technik wechselt
allerdings auch dieser Zeitpunkt — die Extension überflüssig zu werden,
wenn durch die sachgemäss ausgeführte Transplantation eine Verschiebung der Kieferstümpfe an sich fast unmöglich gemacht ist, und die
Ossifizierung bis zu einem gewissen Grade vorgeschritten ist. Hiervon
auszunehmen sind diejenigen Fälle, in denen eine besondere gegenseitige
Fixierung der Extensionsapparate hinterher erforderlich scheint. Dann
kann es mitunter notwendig werden, durch Wochen hindurch, d. h.
bis zum völligen Festwerden des Transplantates den Apparat in Wirk-
samkeit zu halten.

Der eigentlichen Entfernung der Extension steht zu keiner Zeit des
Heilverlaufes etwas im Wege, selbst dann nicht, wenn eine schwierige
Transplantation erst kurze Zeit vorher ausgeführt ist. Zweckmässig
trennt man zunächst dicht an der Vorderfläche des Knochens die Drahtstreben durch, die Wegnahme der Rückplatte bereitet dann keine besonderen Schwierigkeiten mehr.

Kurz sei hier über die bisherigen Erfolge der Extension zusammenhängend berichtet. Im ganzen hat dieselbe bisher in 26 Fällen Anwendung gefunden. Zweimal ist das stark zurückgesunkene Kinnmittelstück wieder vorgebracht worden. Dann ist in einer grossen Reihe
von Fällen die Extension zur Korrektur von Verschiebungen im Bereiche des aufsteigenden Astes verwendet worden. Und endlich hat
die Methode ebenfalls in einer Reihe von Fällen in Form der doppelseitigen Extension Anwendung gefunden. Neunmal ist bis jetzt, kürzere
oder längere Zeit nach der Anbringung der Extension, eine Knochentransplantation vorgenommen worden; siebenmal hat dieselbe in Deckung
nur eines Defektes, und zwar in Ausdehnung von 2, 3,5, 4, 5, 6, 7,5 und
9,5 cm bestanden, zweimal ist gleichzeitig ein doppelseitiger Defekt von
3 und 4,5 bzw. 2 und 5 cm gedeckt worden.

Noch in jedem Falle von Knochentransplantation nach Anbringung
einer Extension ist bisher eine Einheilung der Transplantate erfolgt; nur
in einem Falle von gleichzeitiger doppelseitiger Transplantation war sie
vorübergehend gestört, es entstand infolge einer Nachblutung eine Eiterung auf einer Seite, die jedoch nach mehrwöchentlicher Dauer auf-
hörte und der weiteren Einheilung des Transplantates nicht hinderlich

war. 7 mal ist insbesondere bisher eine absolut knöcherne Konsolidierung hinterher eingetreten.

Im allgemeinen darf wohl gesagt werden, dass noch jedesmal das erwünschte Ziel vollkommen erreicht wird, wenn in richtiger Weise vorgegangen wird, und ein geeigneter Apparat Verwendung findet. Allerdings muss auch die Frage der Indikation in jedem einzelnen Falle genau geprüft werden, da durch die Einfügung einer Extension die Behandlung einer Kieferverletzung immerhin kompliziert wird. Besondere Regeln lassen sich in dieser Hinsicht nicht aufstellen. Es ist vielmehr Sache der Erfahrung, an Hand des einzelnen Falles einen Entscheid über die Notwendigkeit der Vornahme des Eingriffs zu treffen.

Zusammenfassend sei noch einmal hervorgehoben, dass nach den bisherigen Erfahrungen die Extension der Kieferfragmente die Kieferchirurgie um ein bedeutsames Mittel bereichert hat, wenn es sich darum handelt, die exakte Verheilung auch komplizierter Brüche in die Wege zu leiten, dass verständlicherweise jedoch Vorsichtsmassregeln mancherlei Art zu beobachten sind, wenn anders die Extension nicht nur keinen Nutzen, sondern Schaden bringen soll.

Neuere Erfahrungen über die freie Knochen-transplantation.

Von

Dr. med. August Lindemann.

Mit 17 Abbildungen im Text.

Die nachfolgenden Ausführungen stellen eine in sich abgeschlossene Ergänzung zu den gleichlautenden Abhandlungen in Heft 4—6 der „Behandlungswege" dar; sie sollen in erster Linie die Beobachtungen hervorheben, welche bei Ausführung einer grossen Reihe von Knochentransplantationen[1]) gemacht worden sind. Ihre schriftliche Niederlegung erscheint um so mehr geboten, als sich nunmehr die kontrollierenden Beobachtungen über die Einheilung und Organisierung der Transplantate bereits über eine Zeit von zwei Jahren erstrecken.

Einleitend seien einige Worte zur Prophylaxe, d. h. über die Möglichkeit einer Verhinderung des Eintretens eines Defektes bzw. einer Pseudarthrose bei Kieferschussverletzungen vorausgeschickt, wenn sie zum Teil auch eine Wiederholung bringen. Jeder Eingriff, der einen Substanzverlust mit sich bringen könnte, hat sowohl zu Beginn, wie im Ablauf der Heilung an den verletzten Kieferknochen und an den die Bruchstelle deckenden Weichteilen, sofern er nicht absolut geboten erscheint, zu unterbleiben. Man hüte sich vor allem auch, durch eine Naht die dislozierten Knochenstümpfe wieder zu vereinigen. Fast immer tritt hinterher eine Eiterung ein, das bisher nur wenig geschädigte Periost geht zugrunde, die Knochenränder nekrotisieren, und auch die bedeckenden Weichteile werden geschädigt, wenn nicht baldigst die Nähte wieder entfernt werden. Auch ist es absolut unzweckmässig, Teile des Knochens, welche erhaltbar scheinen, zu entfernen, in der Absicht, den dadurch

---

[1]) Bisher sind im hiesigen Lazarett über 280 freie Knochen-Transplantationen am Unterkiefer ausgeführt worden.

entstehenden Defekt hinterher durch Einfügung von Resektionsprothesen oder durch Transplantation zu decken. Es sollen im Gegenteil auch solche Knochenfragmente, die nur durch kleine Weichteilbrücken noch mit der Umgebung zusammenhängen, im übrigen aber ihren Kontakt mit dem benachbarten Knochen verloren haben, erhalten werden, da sie in reichlichem Masse zur Neubildung von Knochensubstanz anregen können. Und nur dann soll eingegriffen werden, wenn eine absolut dringliche Indikation zur Entfernung von Teilen des Knochens vorliegt. So kann einmal eine längerdauernde Entzündung zu fortschreitender Nekrose und Sequesterbildung führen; bevor es hier zu einem Übergreifen der Entzündung auf die Umgebung und, bei Veränderungen in der Gegend des Gelenkes, zu einer Verödung und Ankylose des letzteren kommt, erscheint es geraten, die Entfernung der abgestorbenen Teile vorzunehmen. Dieses darf jedoch nur recht schonend erfolgen unter Erhaltung dessen, was sich noch wiederherstellen könnte. Ist es bereits zur Demarkierung und Abkapselung der abgestorbenen Knochenteile durch Granulationen gekommen, so lässt man zweckmässig letztere unangetastet und entfernt nur die sequestrierten Teile; ein rasches Aufhören der Eiterung wird zumeist die Folge sein. Weiterhin können sich im Ablauf der Heilung einer Gelenkfraktur fehlerhafte, knöcherne Verbindungen zwischen Gelenkkopf und Kronenfortsatz einerseits, Gelenkpfanne und Jochbein andererseits bilden; oder es erscheint nach dem klinischen Befunde wie auch nach dem Röntgenbilde die Gefahr des Eintretens einer derartigen Folge erheblich nahegerückt. Dann muss natürlich die blutige Trennung und Resektion von Teilen des Knochens, sowie der Ersatz des letzteren auf dem Wege der freien Transplantation oder die Einpflanzung von Zwischensubstanz erfolgen, da nur auf diese Weise ein gutes funktionelles Resultat erreicht wird. Dasselbe gilt für die Fälle, in denen kleine Reste des aufsteigenden Astes bzw. Gelenkteiles von derbem Narbengewebe eingehüllt und aus ihrer normalen Lage verschoben worden sind. Endlich kann auch einmal aus relativer Indikation heraus die Entfernung von Teilen des Kiefers angezeigt erscheinen, wenn bei Gelegenheit einer Transplantation der eine oder andere Kieferstumpf sich stark atrophisch oder usuriert erweist, sein bedeckendes Periost auf grössere Flächen hin verloren gegangen ist, und infolgedessen eine Erhaltung des Stückes im Interesse einer regulär verlaufenden Organisierung nicht ratsam erscheint. Jedesmal haben aber sorgsame Überlegungen bezüglich der Berechtigung des Eingriffes dem letzteren vorauszugehen.

Wenn nun in letzter Zeit noch mehrfach von anderer Seite über gute Erfolge nach einfachen Anfrischungen der Kieferstümpfe bei Pseud-

arthrosen, ohne gleichzeitige Transplantation von Knochensubstanz berichtet worden ist, so darf ich auf Grund meiner Erfahrungen diese
Art operativen Heilversuches in keiner Weise empfehlen. Die ihm zugrunde liegende Absicht geht dahin, entweder nur durch eine Anfrischung
des Periostes unter Entfernung des zwischen den Knochenstümpfen
liegenden Gewebes oder gleichzeitig auch durch Anfrischung der Knochenenden einen derartig starken und nachhaltigen Reiz auf die knochen-
bildenden Elemente auszuüben, dass eine genügende Bildung von Knochensubstanz und damit eine knöcherne Überbrückung der Pseudarthrose oder
des Defektes gesichert ist. So werden Periostteile frei präpariert und
über den Defekt hinweggeschlagen; es wird gleichzeitig von dem einen
oder anderen Knochenende eine Spange losgemeisselt und unter Erhaltung ihrer Verbindung mit der Nachbarschaft nach der Seite hin ab-
gebogen. Gewiss lässt sich hierdurch ein Reiz auf den Knochen ausüben, so dass es zur Bildung neuen Gewebes kommt. Auch kann
sich letzteres weiter ausdehnen, zumal wenn das oft recht straffe Narbengewebe zwischen den Knochenstümpfen entfernt worden ist. Die wirk-
lichen Erfolge dieser Methode sind aber im grossen und ganzen als gering
zu bezeichnen. So ist in 23 Fällen von Anfrischung bei Pseudarthrosen
nur viermal eine knöcherne Vereinigung eingetreten. In zweien dieser
Fälle konnten die Knochenenden sogar ziemlich fest ineinanderge-
schoben werden; gleichwohl hat auch hier die Verknöcherung lange auf
sich warten lassen. Es fehlt eben die besondere Anregung zur Organisierung, wie sie durch das Einfügen eines Transplantates in so ersicht-
licher Weise gegeben wird. Ist daher schon einmal ein Eingriff wegen
einer von der Verletzung her zurückgebliebenen Pseudarthrose oder
eines Defektes erforderlich, so soll derselbe gleich von vornherein auch
in bester Weise, d. h. in Form einer Transplantation vorgenommen
werden, und nicht erst dieser oder jener Versuch der Anfrischung voran-
gehen. Auch noch aus einem besonderen Grunde ist hierzu zu raten.
Nach dem Versagen eines ersten Eingriffs wird von dem Patienten ein
zweiter mitunter mit der Begründung abgelehnt, dass auch dieser wohl
nicht den gewünschten Erfolg haben würde. So kann es durch ein
weiteres Verharren bei der Weigerung dazu kommen, dass Patienten,
die mit an Sicherheit grenzender Wahrscheinlichkeit in einer gewissen
Zeit wieder volle Erwerbsfähigkeit bzw. Kriegsverwendungsfähigkeit erlangen würden, dauernd in dieser Hinsicht eingeschränkt bleiben.

Welcher Art soll nun die Transplantation sein? Diese Frage ist
bereits in früheren Ausführungen des Verfassers über dasselbe Gebiet[1])

---

[1]) Heft IV/VI der „Behandlungswege", Seite 260/261.

klar beantwortet. Und den dort festgelegten Ansichten über den Wert oder Unwert der einzelnen Methoden, mag es sich nun um eine Implantation von totem Material oder um eine Transplantation von Knochen in Form der Hetero- oder Autoplastik handeln, ist auch jetzt, nach zweijähriger Beobachtung an über 280 Fällen nicht viel hinzuzufügen. Insbesondere besteht der früher ausgesprochene Satz weiterhin zu vollem Recht, dass nur eine Transplantation in Form der reinen Autoplastik in Frage kommt, d. h. eine Verpflanzung eines demselben Körper anderwärts entnommenen Knochenstückes, in dem Bestreben, einen Ersatz des eingepflanzten Knochens durch normale Knochensubstanz, und damit eine absolute Heilung der Verletzung zu erzielen. Grundsätzlich ist meines Erachtens daran festzuhalten, dass dieser letztere Vorgang die Regel bildet, wenn sich auch die Zeit bis zur Beendigung der Organisierung recht lange, d. h. über Jahre hinaus erstrecken kann. So kann ich der noch letzthin von verschiedenen Seiten vertretenen Ansicht, dass das Transplantat vollkommen erhalten bleibe und als solches dem Körper wieder einverleibt werde, nicht beipflichten. Zur Stützung dieser Anschauung wird auf Beobachtungen hingewiesen, die bei Verpflanzung einzelner Finger- und Zehenglieder, sowie bei Wiedereinnähung der abgetrennten Nasenspitze gemacht werden, dass nämlich das neueingefügte Stück sich vollständig erhalte; es wird weiter betont, dass Transplantate, die nach Jahresfrist oder noch erheblich später einer Inspektion wieder zugängig gemacht werden können, sich in Form und Aussehen wenig oder gar nicht verändert erweisen. Dementsprechend zeige auch das nach Monaten angefertigte Röntgenbild oft keine wesentlichen Änderungen. Hier handelt es sich um Trugschlüsse. Nach der Verpflanzung einzelner Teile der Gliedmassen spielen sich biologisch anders zu bewertende Vorgänge ab, wie sie in einfachster Form bei der Übertragung Thierschscher oder Krausescher Hautlappen sich zeigen. Demgegenüber ist die Organisation der Knochensubstanz nach einer freien Transplantation ein weit komplizierterer Vorgang, da es sich nicht um eine einfache Wiedereinheilung von Gewebe handelt, sondern um zwei, allerdings nebeneinander hergehende, histologisch jedoch streng zu unterscheidende Vorgänge, die sich bis zu ihrem völligen Ablauf über Jahre hinziehen können. Einmal findet eine Aufsaugung der transplantierten Knochensubstanz statt, hauptsächlich durch die Tätigkeit der Osteoklasten; daneben bilden dann die Osteoblasten wieder neue Knochensubstanz. Mit blossem Auge lassen sich diese beiden Vorgänge kaum wahrnehmen, so dass man bei oberflächlicher Betrachtung eines nach Jahren wieder freigelegten Transplantates wohl meinen könnte, dass eine wesentliche Änderung im Bau desselben nicht eingetreten sei. Und dementsprechend zeigt auch das Röntgenbild gegen frühere Aufnahmen keine besonderen Änderungen. Wohl aber gibt das mikroskopische Bild über die sich abspielenden Prozesse und über ihre Intensität einen exakten Aufschluss. Von nicht geringer Bedeutung sind freilich für den regelmässigen Ablauf dieser Vorgänge nach der Transplantation verschiedene Momente, wie die Zeitdauer des Eingriffs, die Wahl der Methode, die Beschaffenheit des zu überpflanzenden Knochens, die Grösse der zu deckenden Defekte und der Ablauf der

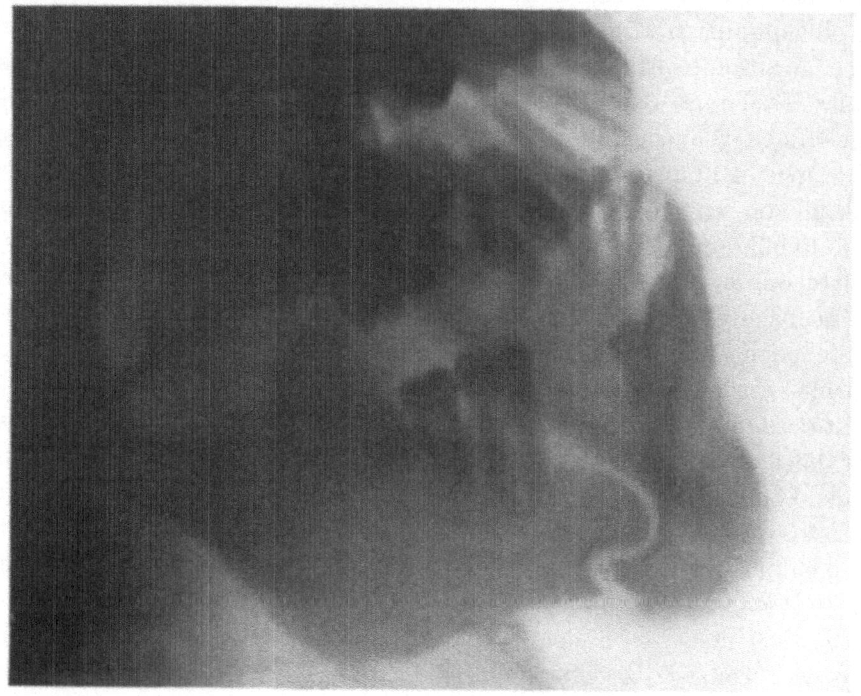

Abb. 1.
Pseudarthrose der rechten Kieferhälfte.

erstmaligen Einheilung. So erklärt es sich, warum der Verlauf der Organisierung zuweilen ein solch' verschiedener ist, dass beispielsweise in dem einen Falle der Abbau des überpflanzten Gewebes im Vordergrunde der Erscheinungen steht, während in anderen Fällen wiederum der Anbau den Abbau bei weitem überwiegt. Daher wohl auch die Verschiedenheit der Auffassungen über das Schicksal der Transplantate. Ich bin in der Lage, an zwei Fällen einander ganz verschiedene Verlaufsweisen zeigen zu können. Bei beiden Patienten ist eine primäre Einheilung des aus der Tibia entnommenen Transplantates erfolgt; nur hat sich bei dem zunächst beschriebenen die knöcherne Einheilung des Transplantates an beiden Enden glatt und rasch vollzogen, während in dem zweiten Falle am oberen Ende des 7,5 cm langen Tibiastückes eine Pseudarthrose entstanden ist. Bei Fall 1, der in den Abb. 1 und 2 dargestellt ist, ist nach Anbohrung der Kieferstümpfe ein fast 2 cm langes Stück aus der Tibia eingefügt worden. Acht

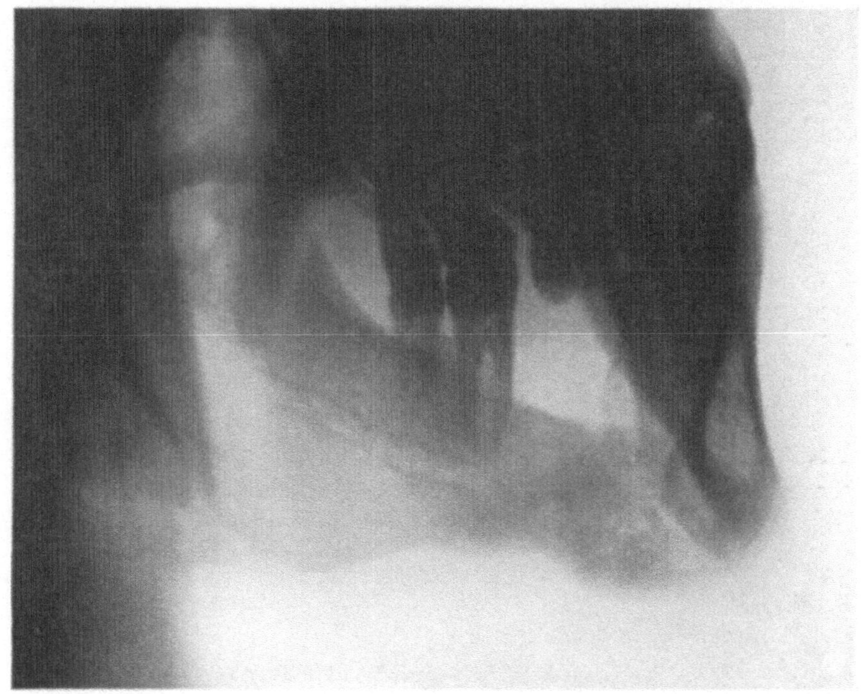

Abb. 2.

Derselbe Patient, wie in Abb. 1, nach einem Jahre. Konsolidierung nach Transplantation.

Wochen später ist bereits die klinische Einheilung vollendet. Abb. 1 zeigt den Patienten vor der Operation; Abb. 2 lässt die Verhältnisse ein Jahr später erkennen [1]). Über die Lücke hinweg hat sich gleichmässig neue Knochensubstanz hinweggeschoben, sie völlig ausfüllend; das Transplantat wird durch die Röntgenstrahlen nicht mehr differenziert. Während dieser Fall geradezu ein Schulbeispiel darstellt für einen regelrechten Ablauf der Organisierung, zeigt der folgende, in den Abb. 3 bis 5

---

[1]) Das Bild ist mir von Herrn G a n z e r , Berlin, in liebenswürdiger Weise zur Verfügung gestellt worden,

dargestellte Fall eine auffallend verzögerte Organisierung. Es handelt
sich um einen 7,5 cm grossen Defekt der rechten Kieferhälfte, dessen
Deckung vor $1^3/_4$ Jahren von mir vorgenommen worden ist. Dem
Transplantat, das fast nur aus kompakter Tibiasubstanz besteht, wird
bei der Überpflanzung nur wenig Periost mitgegeben, auch muss
seine Aussenfläche zwecks Anbringung der erforderlichen Krümmung

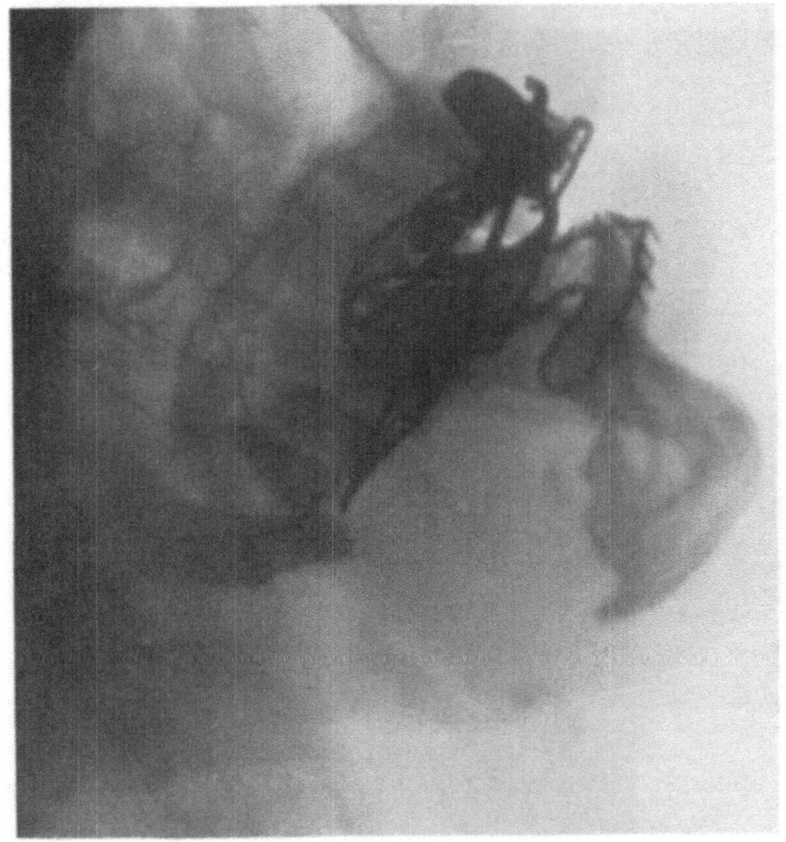

Abb. 3.
Defekt der rechten Kieferhälfte.

stark zugefeilt werden. Am unteren Ende tritt ziemlich rasch eine
kräftige knöcherne Vereinigung ein; das obere Ende dagegen löst sich,
wie ein bald nach der Operation angefertigtes Röntgenbild ergibt, aus
seiner Verbindung mit dem Stumpfe des aufsteigenden Astes und
wird durch Resorption um mindestens 2 cm verkürzt. Eine besondere
Kallusbildung tritt nicht auf. Und auch jetzt noch, d. h. einige Wochen

nach einer erneuten Einpflanzung, die dieses Mal aus dem Becken heraus vorgenommen wird, bietet das Tibiastück kein anderes Aussehen im Röntgenbilde, wie bald nach der ersten Transplantation; es hat insbesondere weder an Dicke zugenommen, noch finden sich in seiner Umgebung Schatten, die auf Entwicklung von Kallus hindeuten könnten. Dagegen bildet sich in der Umgebung des die Pseudarthrose deckenden

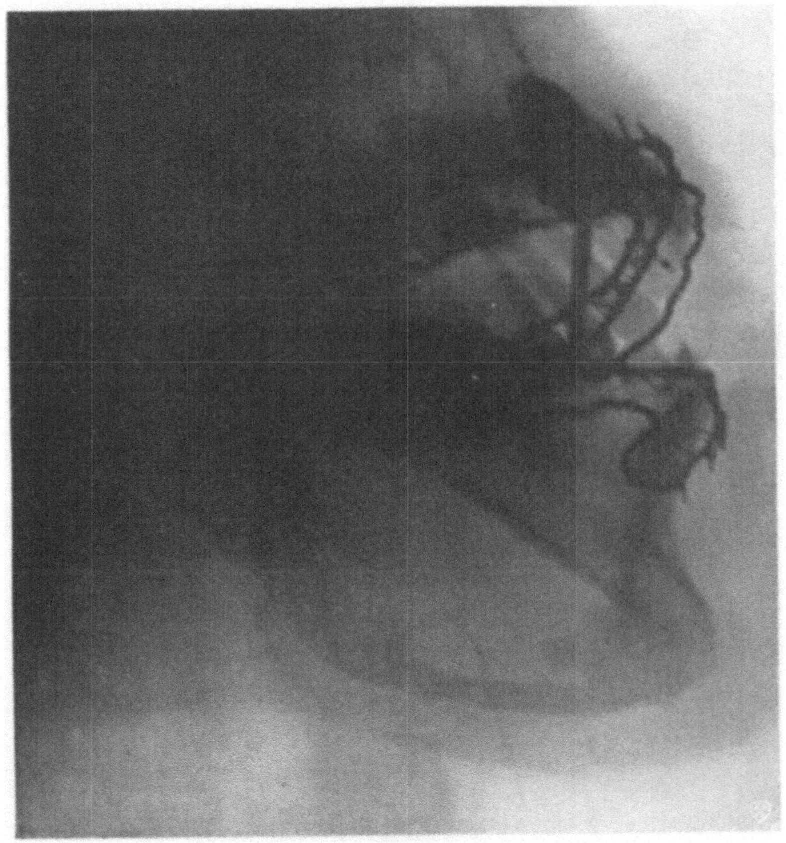

Abb. 4.

Derselbe Patient, wie in Abb. 3. Transplantation eines 7,5 cm langen Tibiastückes vor $1^3/_4$ Jahren, eines 2 cm langen Stückes aus dem Beckenkamm vor einigen Wochen.

Beckenkammstückes sehr bald eine reichliche Menge von Kallus, das Stück ändert sein Aussehen im Röntgenbilde, seine Begrenzung wird unscharf, seine Substanz scheint aufgelockert; schon vier Wochen nach der zweiten Transplantation ist klinisch Festigkeit eingetreten. Die Abb. 4 und 5 lassen den Unterschied in Form und Aussehen der beiden Transplantate deutlich erkennen.

In Ansehung des Verlaufes dieser beiden Fälle scheint es für den regelrechten Ablauf der Organisierung nicht ohne Bedeutung zu sein, dass sich der Kiefer in allen seinen Teilen wieder frühzeitig am Kauakt beteiligt. Dieses kann er naturgemäss nur, wenn sich die knöcherne Festwerdung des Transplantates nicht verzögert. Dann wird aber auch, wie ausser diesen beiden Fällen manche weitere Beobachtung ergeben

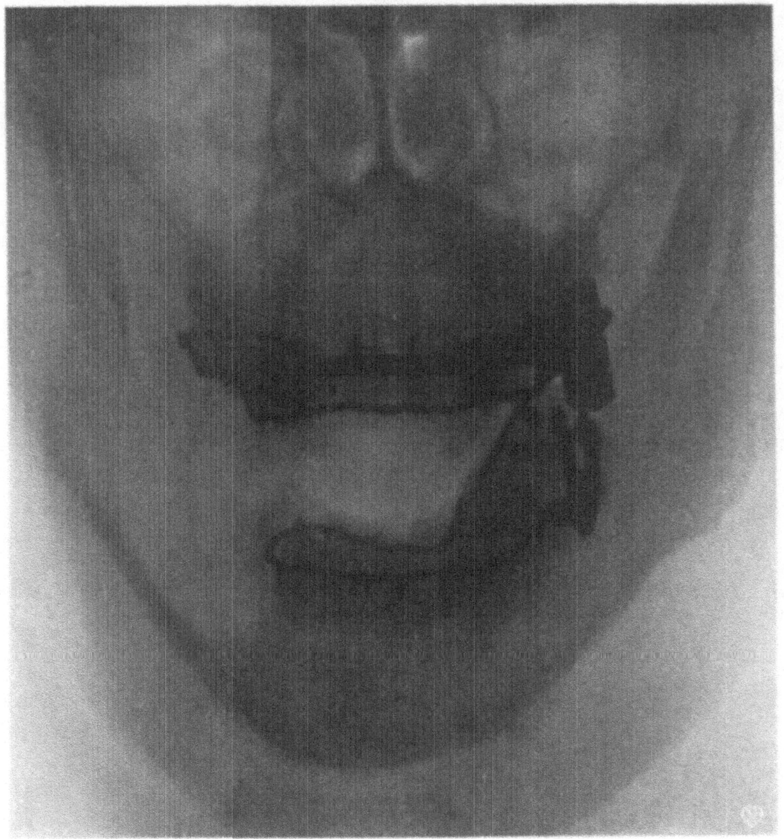

Abb. 5.
Derselbe Patient, wie in Abb. 3. Ansicht von vorne.

hat, das Transplantat recht bald durch Kallus überdeckt, und nicht mehr im Röntgenbilde differenzierbar, während es bei entgegengesetztem Verlaufe sich lange Zeit noch durchfühlen lässt, in seiner ursprünglichen Form und Dicke unverändert. — Im ganzen werden wohl erst jahrelange Beobachtungen Zweifel und scheinbare Widersprüche in dieser Hinsicht mit Sicherheit lösen.

Was die Narkosenfrage bei Transplantationen am Kiefer anbelangt, so dürfte die ideale Vorbereitung des Patienten für den Eingriff in der Leitungs- bzw. Lokalanästhesie bestehen. Bisher ist die letztere in allen Fällen von Transplantationen zur Anwendung gekommen, in der von mir bereits früher ausführlich dargestellten Weise[1]. In letzterer Zeit wird nur zur Anästhesierung der Halsnerven am seitlichen Kopfnickerrande nicht mehr $^3/_4\,^0/_0$ige, sondern ebenso wie zur Anästhesierung des Trigeminusastes an der Schädelbasis, $2^0/_0$ige Novokainlösung bevorzugt. Dieses geschieht deshalb, weil bei Verwendung von nur $^3/_4\,^0/_0$iger Lösung die Anästhesie des seitlichen Wundrandes zu früh nachlässt, Nachspritzungen aber im Interesse eines guten Resultates besser vermieden werden[2].

Von grosser Wichtigkeit für den Ablauf der erstmaligen aseptischen Einheilung ist und bleibt die Vorbehandlung des Operationsgebietes, der Weichteile sowohl, wie auch der Knochen. Ein Blick auf die Tabelle der Eiterungen im Ablauf der Heilung zeigt dieses deutlich. Entzündungsvorgänge irgendwelcher Art dürfen sich nicht mehr zeigen, weder nach der Schleimhautseite, noch auch nach der Aussenhaut hin; es müssen vielmehr die Gewebe in jeder Hinsicht zur Aufnahme der Transplantate geeignet sein. So werden Narben, die das Operationsgebiet kreuzen, zweckmässig zunächst einmal beseitigt, und zwar in bester Weise dadurch, dass ein gestielter Lappen aus der Umgebung dorthin verpflanzt wird, wo der Hautschnitt angelegt werden soll. Gar zu leicht kommt es sonst an der Kreuzungsstelle der Operationswunde mit Narben zu kleinen, auch die tieferen Schichten und damit das Transplantat gefährdenden Störungen (Nekrosen). Weiter werden Schleimhautnarben über den Knochenstumpfenden mit Vorteil erst einige Zeit mittels Saugern und Massage vorbehandelt und gelockert. Endlich ist im Interesse einer reizlosen, primären Einheilung eine Kontrolle der noch stehenden Zähne, insbesondere derer, die der Einpflanzungsstelle benachbart sind, absolut erforderlich. Ebensogut wie die Fraktur einer die Bruchlinie berührenden Zahnwurzel oder ein in den Bruch mehr oder weniger tief hineinragender Zahn auch bei frischem Kieferbruch zu Reizerscheinungen und zu Verzögerungen in der Verknöcherung führt, so kann ein derartiges Ereignis ein Hindernis für die knöcherne Einheilung eines Transplantates abgeben. Gegebenenfalls müssen also derartige, wie Fremdkörper wirkende Gebilde zunächst einmal entfernt werden.

---

[1] Die Lokalanästhesie bei den Schussverletzungen des Gesichtes. Heft II/III der Behandlungswege.

[2] Mit Novokain - Kali sulfuric. Lösung unternommene Versuche haben nicht befriedigt.

Nun zu den Einzelheiten des Eingriffs. Im grossen und ganzen ist die Technik der Transplantation ähnlich wie früher geblieben. Über Besonderheiten, die sich aus der Verschiedenheit des Entnahmeortes der Transplantate ergeben, wird noch weiterhin berichtet werden. Der Erfolg der Einpflanzung hängt wesentlich davon ab, dass die letztere in ihren verschiedenen Abschnitten absolut aseptisch durchgeführt werden kann. Werden Entzündungsherde in den Weichteilen oder am Knochen aufgedeckt, so wird der Eingriff besser abgebrochen; er würde doch nur in seltenen Ausnahmen den gewünschten Erfolg haben. Recht störend ist die Eröffnung der Mundhöhle. Diese ist vornehmlich zu fürchten, wenn die Schleimhaut und die ihr benachbarten Teile von narbiger Beschaffenheit, oder infolge vorausgegangener Weichteilplastik besonders dünn sind. Dreimal unter 282 Fällen ist dieser Zwischenfall bisher eingetreten; und die Entscheidung darüber, ob man den Eingriff nicht besser verschiebt oder doch noch vollendet, ist mitunter recht schwierig. Zuweilen kann es wohl gelingen, nach Naht der Schleimhaut mittels Seide und der sie deckenden Weichteile mittels Katgut eine absolut ungestörte Einheilung des Transplantates herbeizuführen. Dieses ist zweimal der Fall gewesen, trotzdem jedesmal die Schleimhaut in mindestens 1 cm Ausdehnung durchtrennt war, in dem dritten Falle ist es hinterher zur Eiterung gekommen. Weiterhin werden bisweilen, bei Ausführung der Transplantation im Bereiche des aufsteigenden Astes, versprengte Abschnitte der Parotisdrüse freigelegt. Sind es kleinere Teile, so entfernt man dieselben zweckmässig vollständig. Denn nur zu leicht kommt es hinterher zu einer Absonderung von Drüsensekret aus der Operationswunde; und wenn diese zumeist auch nach einigen Tagen von selbst aufhört, so kann sich doch gelegentlich eine Eiterung und Sequestrierung des Transplantates anschliessen. Endlich werden noch gelegentlich bei Freilegung der Knochenenden in der Gegend des Kieferwinkels oder des horizontalen Astes dort befindliche Lymphdrüsen freigelegt oder angeschnitten. Auch diese werden am besten vollkommen entfernt.

Während des Ablaufes der erstmaligen Einheilung des Transplantates ist recht darauf zu achten, dass im Munde kein Schaden entstehen kann durch Prothesen oder Stützapparate, die etwa der Schleimhaut zu dicht anliegen. Gewöhnlich tritt nach der Einpflanzung eine leichte Schwellung des Operationsgebietes, auch nach der Mundhöhle hin ein. Ein selbst leichter Druck auf die geschwollenen, das Transplantat deckenden Schleimhautteile kann dann immer einmal zur Ausbildung eines Druckgeschwüres und zur Eiterung führen, wie wir es in zwei Fällen von komplizierter Transplantation beobachten mussten. Wenn solche Zufälle auch nicht ganz auszuschalten sind, so können doch durch ausgiebige fortgesetzte Kontrolle ernste Folgen derselben hintangehalten werden.

Von grosser Bedeutung ist eine zuverlässige Fixierung des Unterkiefers. Dieses gilt nicht allein im Interesse der primären Einheilung, als vielmehr auch der ungestört verlaufenden Ossifizierung, So sei gleich hier vorweggenommen, dass unsere frühere Ansicht, als ob die Immobilisierung des Kiefers durch Schienen allein genüge, die Organisierung ungestört verlaufen zu lassen, und ein gewisses Mass von Bewegungsmöglichkeit dem Heilverlaufe von Nutzen sei, sich als irrig erwiesen hat. Wir halten vielmehr nunmehr eine möglichst weitgehende Ruhigstellung der Kieferstümpfe und damit des Transplantates durch Verschnürung der beiderseitigen Zahnreihen im Interesse eines guten Resultates für absolut notwendig. Zu dieser Anschauung sind wir gelangt, weil einmal bei Nichtbeobachtung dieser Vorsicht nach Einfügen eines grösseren Transplantates bisweilen eine Pseudarthrose an dem einen oder anderen Ende aufgetreten ist, und weil andererseits die Erfolge nach konsequent durchgeführter Feststellung des Unterkiefers durchweg noch um ein Erhebliches gestiegen sind.

Will man die Ergebnisse der freien Knochentransplantation in richtiger Weise beurteilen, so muss man zwei Stadien der Heilung unterscheiden. Das erste Stadium ist das der erstmaligen reizlosen Einheilung des Transplantates, in zweiter Linie kommt die knöcherne Einfügung desselben in den Kiefer, d. h. die Organisierung in Betracht. Über die Vorbedingungen für das gute Gelingen des ersteren Vorganges ist wiederholt schon gesprochen worden[1]). Auch sind die bekannteren Ursachen etwa eintretender Störungen und die Möglichkeit ihrer Vermeidung bereits früher zusammengestellt worden. Im übrigen ist die Zahl der Eiterungen, die der letzten grösseren Zusammenstellung von fast hundert Fällen in Höhe von $12^0/_0$ zugrunde gelegen hat, um ein Geringes zurückgegangen; bei einer Gesamtzahl von 282 Knochentransplantationen haben 30 Fälle, d. h. $10,6^0/_0$ geeitert. Achtzehnmal hat die Eiterung mehr oder weniger lange Zeit (bis zu 7 Monaten) angehalten und endlich zur teilweisen oder vollkommenen Ausstossung des Transplantates geführt. Sieben weitere Fälle eitern zurzeit noch, während es in den übrigen fünf Fällen zuletzt doch noch unter Aufhören der Eiterung

---

[1]) Heft IV/VI der „Behandlungswege“, Seite 256, 271.

zur völligen Einheilung des Knochens gekommen ist. Viermal nur ist im ganzen bei Eiterung eine völlige knöcherne Überbrückung des Defektes eingetreten, in allen anderen Fällen ist wiederum eine Pseudarthrose bzw. ein Defekt entstanden. Wenn dieser Prozentsatz $(13{,}3\,^0/_0)$ von definitiver Heilung bei Eiterung nun auch recht gering ist, so soll man sich doch nicht verleiten lassen, bei Fistelbildung das Transplantat zu entfernen. In der grossen Mehrzahl der Fälle hat eine schonende Nachbehandlung doch noch zu recht bemerkenswerten Erfolgen geführt, insofern wenigstens durch die Anwesenheit des Transplantates eine mehr oder weniger ausgedehnte Kallusbildung angeregt worden ist. Freilich bleibt, wie kontrollierende Beobachtungen in einer Reihe von Fällen ergeben haben, der neugebildete Knochen nicht immer erhalten, sondern wird bis zu einem gewissen Grade wieder resorbiert, wenn das Transplantat erst einmal entfernt ist.

In sieben Fällen von Eiterung nach Transplantation konnte die Ursache der Störung nicht mit Sicherheit festgestellt werden, fünfmal ist es gleich in den ersten Tagen nach der Operation, zweimal bei anfänglichem reizlosem Verlaufe nach 8 bzw. 13 Tagen zur Entzündung gekommen. Von vornherein kann man nicht ablehnen, dass in diesen Fällen ein Fehler von seiten der Asepsis vorgelegen hat; jedoch können auch ebenso leicht von der Verletzung her noch in der Tiefe des Wundgebietes Keime geschlummert, oder kleine, makroskopisch nicht sichtbare Entzündungsherde bestanden haben. Diese letztere Annahme hat immerhin eine grosse Wahrscheinlichkeit für sich. Recht oft findet man nämlich die Gegend der Pseudarthrose oder des Defektes bei ihrer Freilegung mit feinen Geschossresten gesprenkelt, so mit Bleistippchen, wenn es sich um eine Schrapnellverletzung handelt. Diese Teilchen haben manchmal einen feinen Granulationsherd um sich, der nach einzelnen Angaben allerdings nur den Charakter einer aseptischen Eiterung trägt, nach den Untersuchungen Anderer jedoch in $66^2/_3\,^0/_0$ oder gar in $75\,^0/_0$ der Fälle noch nach langer Zeit virulente Bakterien, Strepto-, Staphylo- und Pneumokokken beherbergt. Der die fremden Körperchen umgebende Herd kann auch fehlen, die Bakterien haften dann an den Teilchen selbst fest.

Was das zweite Stadium, die knöcherne Einheilung der Transplantate in den Unterkiefer und ihre Organisierung anbelangt, so sind die Ergebnisse recht verschieden, je nachdem es sich um eine Beseitigung von Pseudarthrosen oder Defekten innerhalb oder ausserhalb bezahnter Kiefergebiete handelt. Im ganzen erscheint ein Erfolg der Überpflanzung gesichert, wenn infolge des Vorhandenseins einer Reihe von

Zähnen zu beiden Seiten des Transplantates durch die Anlegung von Drahtschienen eine nahezu vollkommene Ruhigstellung des Kiefers gewährleistet werden kann. Anders ist es bei denjenigen Frakturen, bei denen sich das eine oder andere Fragment infolge Mangels von Zähnen nur schlecht feststellen lässt, und oft nur durch das fest eingeschobene Transplantat in seiner richtigen Stellung gehalten werden kann. Hier sind abnorme Bewegungen der Stümpfe und damit Gefährdungen der guten Stellung des Transplantates doch zu leicht möglich und haben auch nachweislich unsere Resultate beeinflusst. So ist elfmal in Fällen, in denen das seitliche Fragment keine Zähne mehr aufwies, und sechsmal, wenn hinter der Frakturstelle der letzte Molar noch erhalten war, eine erneute Pseudarthrose, zumeist am oberen Transplantatende, entstanden. Dass aber nur die Mangelhaftigkeit der Fixierung zu diesen Störungen der Heilung geführt hat, beweisen die Beobachtungen dieses letzten Jahres, in welchem konsequent eine Ruhigstellung des gesamten Unterkiefers durchgeführt worden ist. Das Eintreten einer erneuten Pseudarthrose ist seitdem ein ungewöhnliches Ereignis.

In welcher Weise erreicht man nun am einfachsten und zuverlässigsten den erforderlichen Grad von Unbeweglichkeit? Von vornherein könnte man daran denken, durch starre Gipsverbände von aussen her den Unterkiefer ruhigzustellen. Ihre Verwendung erscheint nur dann angebracht, wenn man auf intraorale Weise nicht zum Ziele gelangt; zudem bedarf es dann einer fortgesetzten Kontrolle, damit keine Druckstellen der das Transplantat bedeckenden Hautschichten entstehen. Dieselbe Gefahr besteht bei der Verwendung von Pelotten, die von den noch stehenden Zähnen aus über den unbezahnten Kieferstumpf hinweggreifen und diesen ruhigstellen sollen. Selbst wenn sie noch so exakt nach Abdruck gearbeitet werden, kann es leicht zu Druckgeschwüren der Schleimhaut und tiefergehenden Entzündungen kommen. Ausserdem erfüllen weder die Pelotten noch die Gipsverbände den ihnen zugedachten Zweck in ausreichender Weise, weil den Fragmenten immer noch nach der einen oder anderen Richtung hin Raum genug zum Ausweichen bleibt. Auch die Anbringung einer Extensionsplatte am zahnlosen Stumpf und ihre starre Vereinigung mit dem gegenüberliegenden Fragmente genügt für sich allein nicht, das erneute Auftreten einer Pseudarthrose mit Sicherheit zu verhindern. Vielmehr erscheint als einziges Mittel, welches absolut exakt eine Ruhigstellung des Unterkiefers herbeiführt, die Verschnürung der Zahnreihe des Unterkiefers mit der des Oberkiefers durch eine Anzahl von Drahtligaturen, welch' letztere derart fest angezogen werden, dass Bewegungen irgendwelcher Art so gut wie ausgeschlossen sind. Zu der Einführung dieser Methode sind wir auf Grund von Beobachtungen gelangt, die wir bei einfachen Kieferbrüchen ohne Transplantation gemacht haben. Es verheilten nämlich einzelne Fälle von Brüchen des Kiefers im Bereiche der Zahnreihen erst dann in relativ kurzer Zeit, als die trotz festangelegter Dentalschiene noch kippenden Bruchenden durch eine Verschnürung der Unterkieferzahnreihe mit der des Oberkiefers absolut ruhiggestellt wurden. Versuchsweise haben wir alsdann zunächst einmal bei einer Reihe von Knochentransplantationen im Bereiche des Kieferwinkels und aufsteigenden Astes diese Verschnürung in Anwendung gebracht, um nunmehr, seit einem Jahre, regelmässig jeden Fall von Transplantation in dieser Weise zu behandeln. Zwei grosse Vorteile hat uns diese Methode gebracht. Einmal sind nach Überpflanzungen erneut auftretende Pseudarthrosen jetzt selten geworden, auch wenn der Defekt sich auswärts der bezahnten Kieferreihen befindet. Und weiterhin ist die Zeit bis zur Beendigung der klinischen Heilung, d. h. bis zur knöchernen Einfügung des Transplantates um ein Erhebliches verkürzt worden, sodass oft schon nach 7—8 Wochen ein Einbiegen des Kiefers an der Stelle der Plastik nicht mehr möglich ist. Technisch bietet die gegenseitige Verschnürung der Zahnreihen keine besonderen Schwierigkeiten. Sie lässt sich in einfacher Weise mittels Zuziehung von Drahtligaturen ermöglichen, welch letztere um die Häkchen eines dentalen Drahtverbandes geschlungen werden. Nur wenn keine Zähne mehr vorhanden, oder die noch erhaltenen gelockert sind, muss man auf diese Methode verzichten und eine oder mehrere der oben beschriebenen zu Hilfe nehmen. — Solange die Verschnürung der Zahnreihen bestehen bleibt, sind die Patienten an die Einnahme einer Schlauchkost gebunden, die sie übrigens ohne besondere Störung selbst Wochen hindurch vertragen. Der Schlauch lässt sich mit Leichtigkeit durch zumeist bestehende Zahnlücken hindurchführen. Sind sämtliche Zähne erhalten geblieben, so kann dem Patienten in leichter Weise durch Einfügen eines Aufbisses geholfen werden. Dieser wird entweder zu beiden Seiten unter Bestehenlassen einer Lücke im vorderen Bereiche angebracht, oder es wird die Lücke je nach Lage des Falles (Sitz der Fraktur!) nach den Seiten hin verlegt [1]. — Ergibt die klinische Untersuchung, dass eine nahezu vollkommene Festigkeit an der Stelle der Transplantation eingetreten ist, so kann von der weiteren Verschnürung der Kieferreihen abgesehen werden. Dieses ist in der Regel in 7—8 Wochen, bisweilen auch schon früher der Fall.

---

[1] Näheres auf S. 524 dieses Heftes (Abb. 62, 63 u. begl. Text).

Dann genügt auch eine Anbringung von Gummiringen an Stelle der Drahtligaturen, worauf sich die geringe federnde Beweglichkeit im Laufe einiger weiterer Wochen verliert.

Der gute Erfolg dieser von uns konsequent durchgeführten Immobilisierung legt es nahe, dringend die Forderung aufzustellen, dass jeder Fall von Transplantation am Unterkiefer in dieser Weise nachbehandelt werden soll. Denn nur so lässt sich, selbst wenn die erstmalige Einheilung des Transplantates absolut glatt vor sich gegangen ist, mit nahezu vollkommener Sicherheit das Entstehen einer Pseudarthrose verhindern. Demgegenüber besteht, wie hier nochmals ausgesprochen sein mag, die von uns früher ausgesprochene Ansicht, dass ein gewisses Mass von Bewegungsmöglichkeit nach erfolgter aseptischer Einheilung dem weiteren Heilverlaufe von Nutzen sei, nicht mehr zu Recht. — Die von dieser und jener Seite ausgesprochene Befürchtung, dass die wochenlange Immobilisierung des Unterkiefers eine Störung in der Funktion zur Folge haben könne, hat sich nach den bisherigen Erfahrungen als gegenstandslos erwiesen.

Vor etwa einem Jahre hat sich nun weiterhin Gelegenheit geboten, eine eingehende klinische und röntgenologische Nachuntersuchung der bis dahin, d. h. in Jahresfrist durch freie Knochenüberpflanzung gedeckten Pseudarthrosen und Defekte am Unterkiefer vorzunehmen. Es kamen 115 Fälle in Betracht. Die eigentliche Veranlassung zu dieser Kontrolle wurde gegeben durch gelegentliche Beobachtungen eines Wiederauftretens einer Pseudarthrose oder gar eines Defektes, trotzdem das Transplantat erstmalig primär eingeheilt war. Fast ausschliesslich stammte das letztere bis zu der genannten Zeit aus der Tibia, nur vereinzelt wurden Stücke aus dem Becken, den Rippen, oder dem Kiefer selbst entnommen. Die damaligen vergleichenden Untersuchungen, welche noch durch Operationsbefunde gestützt werden konnten, haben nun in Fällen von gestörter Festwerdung ergeben, dass es sich nahezu regelmässig um Verzögerungen oder Unterbrechungen des normalen Ablaufes der Ossifizierung bzw. Organisierung handelt. So weist zuweilen das eingepflanzte Knochenstück keine Änderung im Sinne einer allmählichen Aufsaugung und eines Ersatzes durch regelrechte Knochensubstanz auf. Seine Form und sein Aussehen ist bei der Betrachtung im Röntgenbilde, wie auch bei der Wiederfreilegung ziemlich unverändert. Es ist von einer derben, weisslichen Bindegewebsschicht umgeben; Kallus ist nur in geringem Masse festzustellen, oder fehlt überhaupt. Bisweilen ist es auch, wie in dem in Abb. 3—5 dargestellten Falle, an dem einen oder anderen Ende des Transplantates zu einer Aufsaugung von Knochen-

substanz gekommen, ohne dass der Aufbau neuer osteoider Substanz
hiermit gleichen Schritt gehalten hat. So ist im ganzen dreimal auf diese
Weise ein neuer Defekt nach Transplantation entstanden, und in weiteren
drei Fällen das 2, 3 und 7 cm lange Transplantat restlos aufgesaugt
worden. Diese Resorption kann, da eine primäre Einheilung in jedem

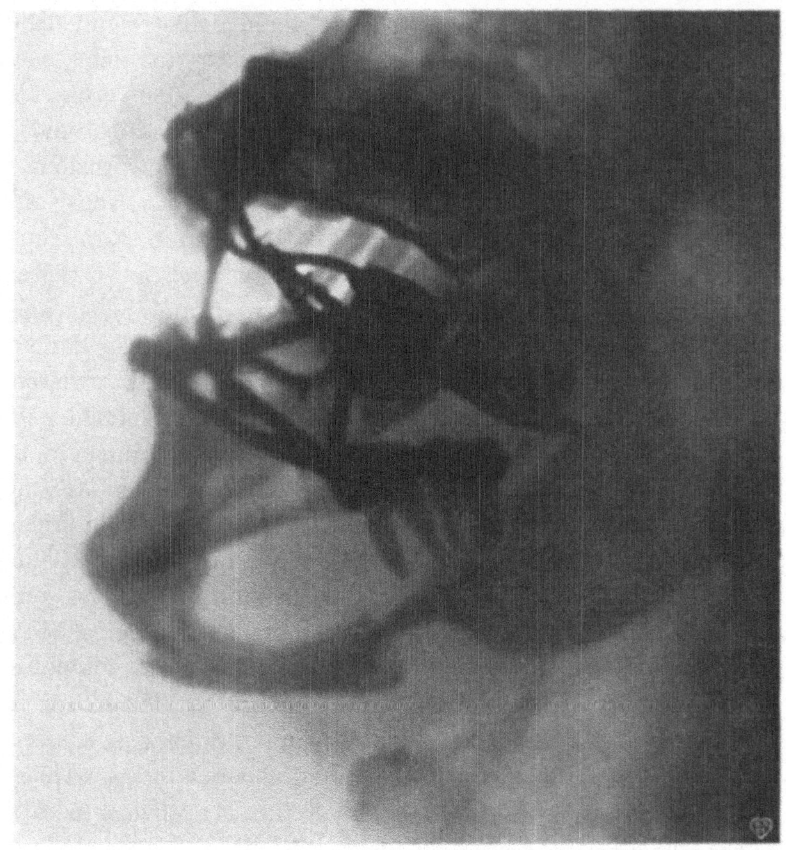

Abb. 6.

Deckung eines linksseitigen Unterkieferdefektes aus dem Beckenkamm. Vorbereitung
der Enden!

dieser Fälle erfolgt ist, nicht auf entzündliche Vorgänge ursächlich zurück-
geführt werden. Wodurch kommt sie aber zustande? Periost ist jedesmal in genügender Menge mit überpflanzt worden, auch sind zumeist
noch die Ränder des Transplantatperiostes mit dem Stumpfperiost durch
Naht vereinigt worden. Hier kann also der Fehler nicht liegen. Dagegen scheint mir wohl die Art der Behandlung des Transplantates, d. h.

des Knochens selbst die Schuld zu tragen. Viermal hat bei diesen sechs Fällen der Eingriff weit über zwei Stunden gedauert, vornehmlich wegen der Schwierigkeit, dem Transplantat die erforderliche Krümmung mitzugeben. In längerer Arbeit musste letzteres zurechtgesägt und gefeilt werden, so dass es hinterher oberflächlich vollkommen glatt erschien, und insbesondere die feinen, einmündenden Kanälchen mit Feil- und Sägestaub zugedeckt waren; die zunächst an der Oberfläche fest haftende Periostschicht hatte sich zudem durch die lange Zeit dauernden Manipulationen fast völlig gelöst. Dass ein derart beschaffenes Knochenstück die ihm zugedachte Aufgabe eines Transplantates kaum zu erfüllen vermag, erscheint verständlich; es dürfte wohl weit eher als Fremdkörper wirken, und daher auch das Schicksal dieser letzteren, Einkapselung oder auch Aufsaugung, teilen. Im übrigen hatten wir schon lange das Empfinden, dass der harte, spröde, nur wenig angreifbare, weil fast nur aus kompakter Substanz bestehende Tibiaknochen durch etwas Besseres ersetzt werden und dass dem Transplantate auch eine reichlichere Menge knochenbildender Substanz mitgegeben werden müsse. — Versuchsweise wurden deshalb, zunächst einmal in einzelnen Fällen von kleinem Defekt des Unterkiefers, Stücke des Beckenkammes benutzt, und, als diese Versuche ausgezeichnete Resultate ergaben, diese Methode konsequent durchgeführt. Entsprechend dem mehr lockeren Gefüge des Beckenkammes und seinem grossen Reichtum an Marksubstanz, werden die Enden des Transplantates nicht mehr, wie bisher, angespitzt, da sie nach dieser Vorbehandlung bei Einfügung in die Kieferlücke leicht abzubrechen drohen. Es wird vielmehr die umgekehrte Art der Fixierung gewählt, die Enden der Kieferstümpfe werden, soweit sie nicht schon von Natur aus spitz zulaufen, angespitzt, das Transplantat erhält an beiden Enden tiefe, das Mark durchsetzende Bohrlöcher, in letztere werden dann die Kieferstümpfe eingeschoben, so dass auf diese Weise ein Entweichen unmöglich gemacht ist. Das beigefügte Röntgenbild (Abb. 6) lässt diese neue Art der Vereinigung des Transplantates mit dem Kieferknochen deutlich erkennen. Zwecks vermehrter Anregung der Kiefermarksubstanz wird vorteilhaft das Mark der Stümpfe an mehreren Stellen noch besonders angebohrt; unbedingt erforderlich erscheint letzteres jedoch nicht, weil infolge des grossen Markreichtums des überpflanzten Beckenknochens der Anreiz zur Bildung osteoider Substanz schon in reichlichem Masse gegeben wird.

Wie die vorstehenden Ausführungen ergaben, tritt die Frage der Behandlung des Periostes der Stümpfe seit der methodisch geübten Entnahme des Transplantates aus dem Becken in den Hintergrund.

Zurzeit wird also keine besondere Mühe mehr auf eine ergiebige Anfrischung des Stumpfperiostes, sowie auf eine Vereinigung dieses mit
der das Transplantat deckenden periostalen Schicht verwendet.

Bis zum heutigen Tage sind nun bei weitem mehr als die Hälfte
der gesamten Transplantationen, d. h. über 160 Fälle aus dem Becken
erfolgt. Ihre Resultate sind, wie gleich vorweggenommen sei, erheblich besser wie zu der Zeit, als wir noch die Entnahme des Knochen-

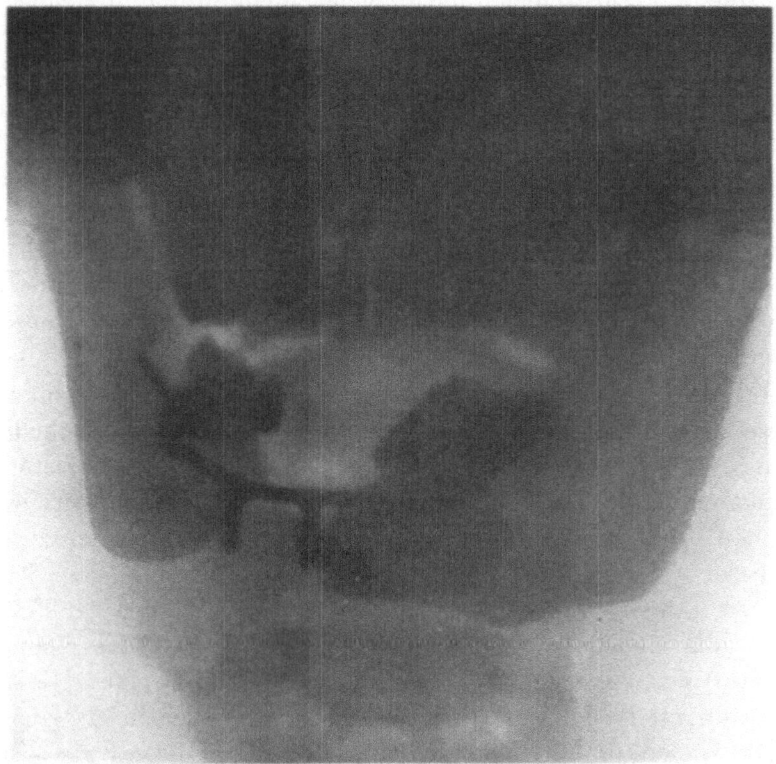

Abb. 7.
Defekt des Unterkiefer-Kinnkörpers in Ausdehnung von 10,5 cm.

stückes aus der Tibia bevorzugten. Nicht allein tritt die knöcherne Verbindung an den beiden Enden des Transplantates erheblich rascher wie
früher ein — zu einem Teile ist allerdings dieser Erfolg auch der absoluten
Ruhigstellung des Unterkiefers durch Verschnürung der Zahnreihen zu
verdanken —, sondern es bildet sich auch deutlich sicht- und fühlbar
eine reichlichere Menge von Kallus, sowohl an den Rändern der Kieferstümpfe, wie auch besonders in der Umgebung des Transplantates.
Gerade letztere Erscheinung ist verständlich. Einmal wird erheblich

mehr knochenneubildende Substanz in Gestalt des Beckenmarkes und
Periostes mit überpflanzt. Und ferner kann die Vaskularisierung und
Organisierung des relativ weicheren und lockereren Gewebes des Becken-
knochens leichter vor sich gehen, wie die der kompakten Tibiasubstanz.
Noch eine Reihe weiterer Vorteile bietet ausserdem die Methode. Die
Entnahme des Transplantates aus dem Beckenkamm bereitet weniger

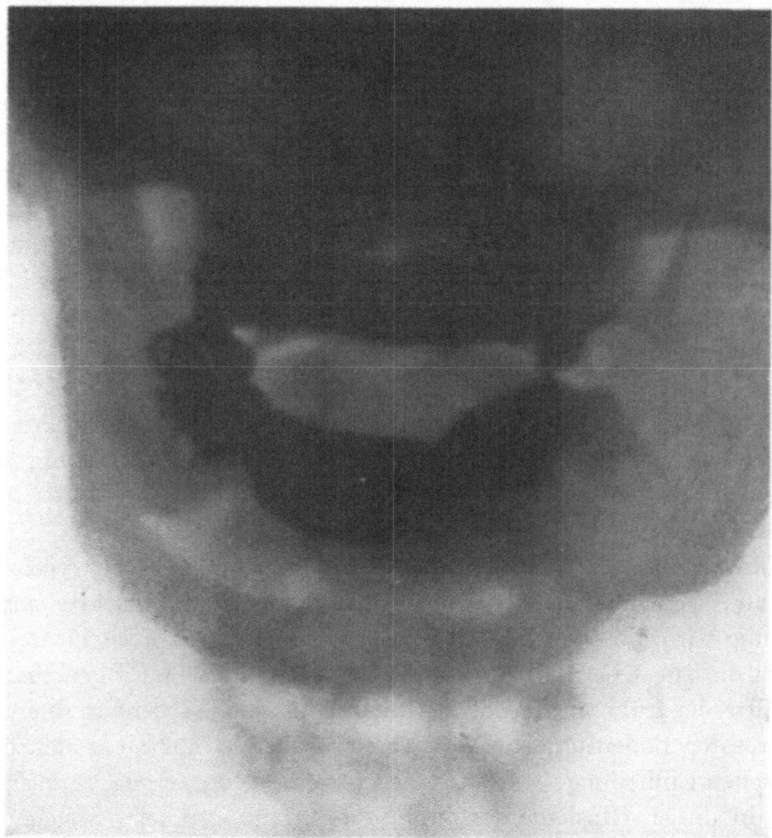

Abb. 8.

Derselbe Patient, wie in Abb. 7, nach Deckung des Defektes durch ein Stück des
Beckenkammes.

Mühe, auch lässt sich der Beckenknochen bei weitem besser in jeder
gewünschten Weise verarbeiten. Schon bei kleinen Überpflanzungen
äussert sich dieser Vorteil, erst recht tritt er in die Erscheinung, wenn
es sich darum handelt, ausgedehnte Defekte zu überbrücken. Gerade
bei letzteren macht es, wenn Tibiasubstanz gewählt ist, oft grosse
Schwierigkeiten, dem Transplantate die gewünschte Krümmung zu geben,

ohne gleichzeitig die Festigkeit zu schädigen, während der Beckenkamm
als solcher von vornherein die gewünschte Biegung besitzt. So erübrigt
es sich zumeist, an der Form des Knochens irgend etwas zu ändern,
selbst wenn grosse Teile des Kiefers, sei es im seitlichen, sei es im
vorderen Bereiche ersetzt werden sollen. Dieses zeigen deutlich die
nebenstehenden Abbildungen eines Patienten, bei welchem die Verletzung einen Verlust des Kieferkörpers in seinen vorderen Teilen in
Ausdehnung von über 10 cm herbeigeführt hat (Abb. 7). Nachdem
durch eine grössere Weichteilplastik und Hinzufügung einer freien Fett-
transplantation zunächst einmal günstige Bedingungen für die Knochentransplantation geschaffen worden sind, wird der Knochendefekt durch ein
$10^{1}/_{2}$ cm langes Stück aus dem Beckenkamm gedeckt. Das Transplantat
fügt sich, ohne dass an seiner Form etwas geändert zu werden braucht,
ausgezeichnet in den Knochendefekt ein. Seine primäre Einheilung vollzieht sich ungestört, schon 3 Monate nach der Einpflanzung ist klinisch
Festigkeit nachzuweisen; auch geht die Organisierung bisher, d. h. in
dem ersten halben Jahre nach der Einpflanzung, geregelt vor sich. Das
vier Wochen nach der Einpflanzung angefertigte Röntgenbild (Abb. 8)
lässt die exakte Lage des Transplantates in den Kinnweichteilen deutlich erkennen. — Auch die noch folgenden, diesen Ausführungen bei-
gegebenen Röntgenbilder zeigen die gute Verwendbarkeit des Becken-
kammknochens.

　　Mit den eben aufgezählten Vorteilen ist ein weiterer eng verbunden.
Durch die Erleichterung der Vorbereitung der Transplantate zur Einpflanzung wird eine bedeutende Verkürzung des Eingriffs erzielt,
so dass die zur Überpflanzung erforderliche Zeit in der Regel nur noch
die Hälfte der früheren beträgt. Dieser Umstand ist verständlicherweise
von grösster Bedeutung für den ungestörten Verlauf einer erstmaligen
aseptischen Einheilung, wie auch der regulären, späteren Organisierung;
es sei in dieser Hinsicht nur an die Gefahren erinnert, welche durch
längerdauernde Abkühlung und Austrocknung der zur Einpflanzung
bestimmten Knochenstücke entstehen können.

　　Endlich ist ein weiteres Moment nicht unbeachtet zu lassen.
Manche Patienten haben im Interesse ihres späteren Berufes Scheu vor
der Entnahme eines Knochenstückes aus dem Bein, sie wollen letzteres,
das sie später wieder zu schwerer Arbeit benutzen müssen, nicht schädigen
lassen. Die Angst geht bisweilen so weit, dass sie sich weigern, ein
Stück aus ihrem Beinknochen entnehmen zu lassen. Diesem Verhalten
kann man immerhin ein gewisses Verständnis entgegenbringen, wenn
man es miterleben muss, dass im Laufe von kaum acht Tagen bei drei

Patienten ein Bruch des Schienbeins an der Stelle der Entnahme eintritt, ohne dass die jedesmal einwirkende Gewalt als besonders stark bezeichnet werden könnte. Alle Bedenken in dieser Hinsicht fallen bei Verwendung von Beckensubstanz fort. Der Beckenknochen selbst erleidet bezüglich seiner Funktion keinerlei Schaden; allerhöchstens wird bei der Auslösung des Transplantates die Verbindung der seitlichen Bauchmuskeln mit der Gesässmuskulatur auf eine kleine Strecke unterbrochen, um bei Schluss der Wunde in exakter Weise durch Naht wieder hergestellt zu werden.

Zur Vervollständigung der vorstehenden Ausführungen mögen in einer nachstehenden Tabelle die Resultate der bisher ausgeführten Knochentransplantationen in den Unterkiefer kurz zusammengefasst werden. Zur Erläuterung sei hinzugefügt, dass es sich bisher 104 mal um eine Beseitigung von Pseudarthrosen und 178 mal um eine Überbrückung von Defekten gehandelt hat. Die Grösse der Defekte hat zwischen $^3/_4$ und 15 cm geschwankt. Grundsätzlich wird — was an dieser Stelle nochmals besonders betont werden möge — erst dann eine Knochentransplantation vorgenommen, wenn die klinische Beobachtung, sowie auch die Kontrolle mittels des Röntgenbildes durch Wochen hindurch ergeben hat, dass eine spontane Vereinigung der Kieferbruchenden nicht mehr zu erwarten ist.

Zusammenstellung der im Laufe von 2 Jahren vorgenommenen Knochentransplantationen in den Unterkiefer.

Gesamtzahl: 282.

Gruppe I.	Gruppe II.	Gruppe III.	Gruppe IV.
Es ist bei guter Funktion völlige klinische Heilung, d. h. absolut knöcherne Vereinigung an beiden Enden in	Es lässt sich noch etwas federnde, abnorme Beweglichkeit nachweisen an dem einen oder anderen Ende des Transplantates in	Die knöcherne Vereinigung lässt ungewöhnlich lange auf sich warten, die Aussichten auf ein Festwerden sind aber nach den klinischen oder röntgenologischen Befunden gut in	Der bisherige Verlauf ist absolut einwandfrei, die Operation liegt jedoch noch zu kurze Zeit zurück, als dass sich ein Urteil schon abgeben lässt, in
152 Fällen eingetreten. Die Zeitdauer der klinischen Heilung beträgt $1^1/_2$—13 Monate.	42 Fällen.	12 Fällen.	18 Fällen.

Gruppe V.	Gruppe VI.	Gruppe VII.
An dem einen oder anderen Ende des Transplantates ist es zur Ausbildung einer Pseudarthrose gekommen in 18 Fällen, eines Defektes in 3 Fällen. 11 mal handelt es sich hier um eine Einpflanzung in den Kiefer auswärts des Bereiches noch stehender Zähne, 6 mal ist die Einpflanzung zwischen letztem Molar und vorderen Zähnen erfolgt. (Eine Verschnürung der Kieferzahnreihen hat in 15 dieser Fälle noch nicht stattgefunden.) In einem weiteren Falle ist an beiden Enden des 5 cm langen Transplantates eine Pseudarthrose entstanden. In drei Fällen hat sich das Transplantat restlos resorbiert.	Eine Unterbrechung der knöchernen Einheilung ist 3 mal erfolgt. Einmal ist infolge Narbenzugs nach zu frühzeitigem Fortlassen der dentalen Schiene das Transplantat in die Mundhöhle durchgedrückt worden. Zweimal ist es nach anfänglichem gutem Verlaufe durch den Druck von Pelotten zur Ausbildung eines Dekubitus und tiefreichender Entzündung gekommen, das Transplantat (in Grösse von 3 und 9 cm) hat sich hinterher ausgestossen.	An die Einpflanzung schloss sich eine Eiterung an in 30 Fällen. Ausführliches hierüber auf S. 583/584.

In den gleichbetitelten Ausführungen in Heft 4/6 dieser „Behandlungswege" ist bereits angedeutet worden, dass über einzelne Fälle noch besonders berichtet werden würde, wenn sie wegen der Grösse des zu überbrückenden Defektes oder wegen sonstiger Schwierigkeiten ein besonderes Interesse bieten würden. Dieses möge hiermit geschehen. Einmal sind hierher solche Fälle zu zählen, bei denen gleichzeitig mehrere Defekte des Kiefers durch Transplantation gedeckt worden sind. Dieses ist dreimal der Fall gewesen. Jedesmal hat beiderseits ein mehr oder weniger grosses Stück im Verlaufe des horizontalen Astes bzw. der Kieferwinkelpartie gefehlt, während sich im Bereiche der Kinnpartie ein kleines Stück des Kieferkörpers von der Verletzung her erhalten, bzw. aus Resten des Periostes wieder gebildet hat. In allen drei Fällen werden in gleicher Sitzung beide Defekte überdeckt, indem zweimal 3 und 4 cm und einmal 4,5 und 6 cm lange Transplantate aus dem Beckenkamm eingepflanzt werden. Naturgemäss ist die Immobilisierung des Unterkiefers nach der Transplantation in solchen Fällen recht schwierig. Einmal wird mit gutem Erfolge die Extension des Mittelstückes vorausgeschickt, und

die Extensionsplatte in starre Verbindung mit der Oberkieferzahnreihe
gebracht. In den beiden anderen Fällen muss man sich, da das Kinnmittelstück nur eine dünne Spange von noch nicht Kleinfingerdicke darstellt, darauf beschränken, die Transplantate genügend weit einzuschieben
und sorgt im übrigen durch Anbringung einer aus Gips bzw. aus Hartgummi gearbeiteten, festanliegenden Kinnkappe für die erforderliche Ruhig-

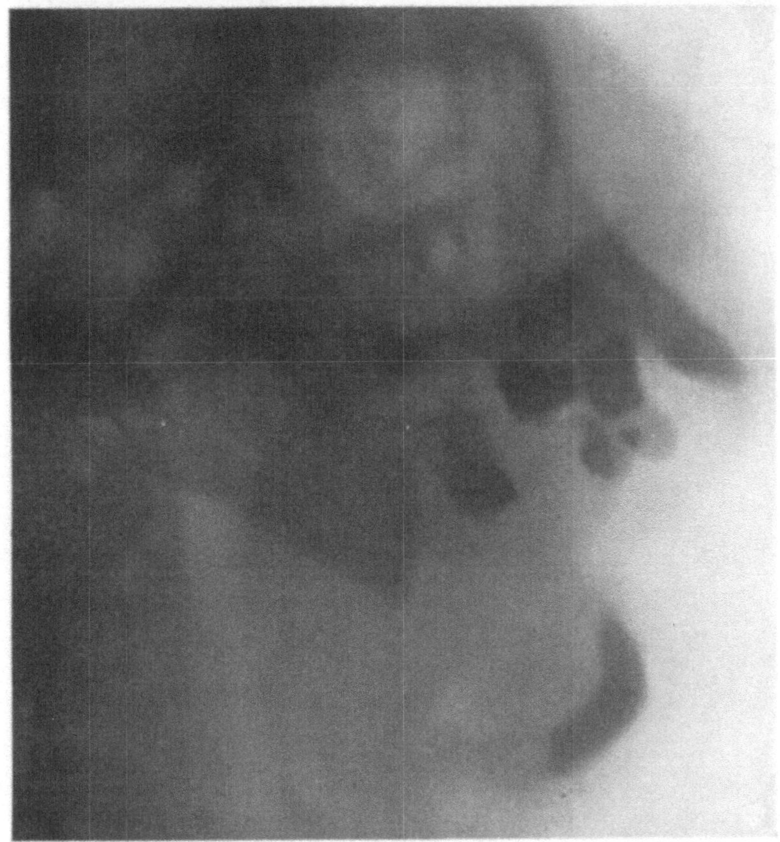

Abb. 9.

Doppelseitiger Unterkieferdefekt unter Erhaltung einer kleinen knöchernen Kinnspange.

stellung. Einer dieser Fälle, der besonders komplizierte Verhältnisse aufweist, möge ausführlich hier zur Darstellung kommen. Vom knöchernen
Unterkiefer haben sich von der Verletzung her, wie das Anfangsbild 9
zeigt, nur kleine Stümpfe der aufsteigenden Äste und eine kleine Spange
in der Kinngegend erhalten. Ausgedehnte, sich kreuzende Hautnarben
finden sich beiderseits über den Knochendefekten. Das Gesicht ist in-

folge des Eingesunkenseins der seitlichen Wangenteile und des beim
Sprechen hin- und hergleitenden Kinnes erheblich entstellt. Anderthalb
Jahre lang hat Patient, der bereits im September 1914 verwundet worden
ist, sich mit Prothesen, welche nur zur Not ihren Zweck erfüllten, be-
holfen, nachdem zu Beginn der Behandlung ausgedehnte Entzündungen

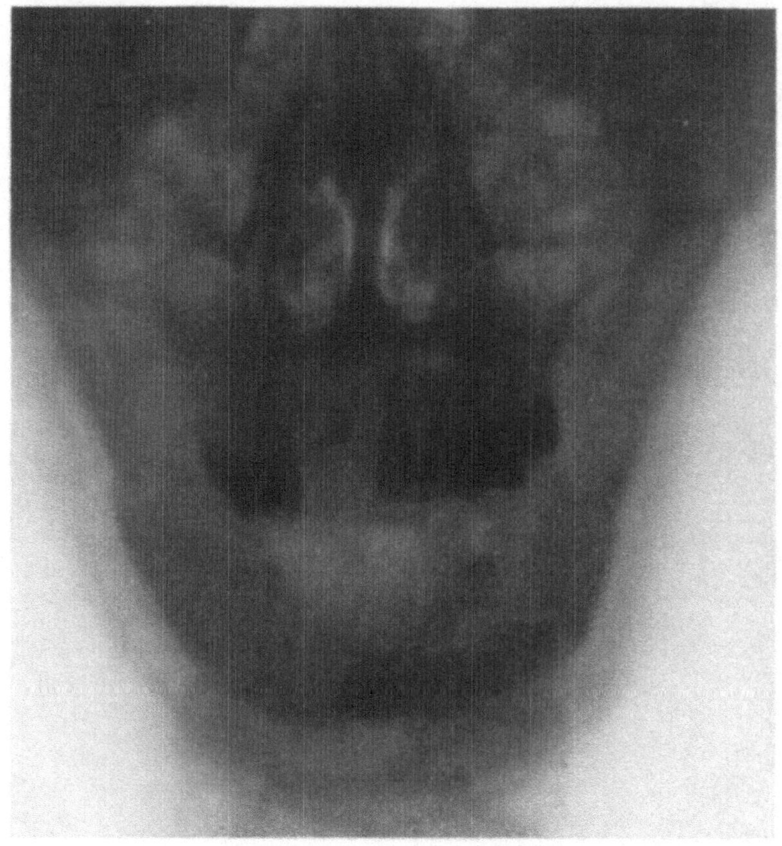

Abb. 10.

Derselbe Patient, wie in Abb. 9, nach Ausführung der doppelseitigen Transplantation.
Ansicht von vorne.

und Nekrosen einen hochgradigen Verlust von Knochensubstanz bzw.
knochenneubildendem Gewebe zur Folge gehabt haben.

Die Ausdehnung der Verletzung und die Grösse der Defekte —links
sind 4,5, rechts 6 cm zu decken — macht von vornherein die Beantwortung der Frage, wie dem Patienten am ehesten und besten zu helfen
sei, recht kompliziert. Der reguläre Weg wäre wohl der gewesen, zuerst

eine Fixierung der Fragmente durch zahnärztliche Massnahmen und Anbringung einer Extension herbeizuführen, die Weichteilnarben zu korri-
gieren und hinterher die Einpflanzung von Knochensubstanz in die
Defekte folgen zu lassen. Doch würde sich diese Behandlungsweise über
viele Monate hingezogen haben. Angeregt durch so manche guten Erfolge

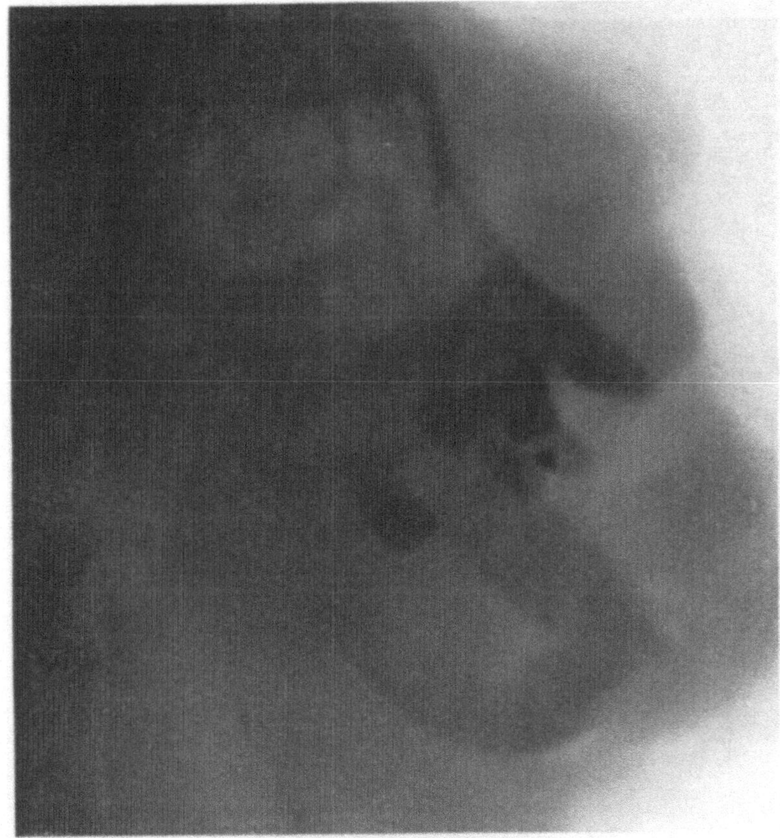

Abb. 11.

Derselbe Patient, wie in Abb. 9, nach Ausführung der doppelseitigen Transplantation.
Ansicht von der Seite.

bei ähnlich grossen Defekten und gestützt auf unsere Technik, ent-
schlossen wir uns, in ein und derselben Sitzung, die Korrektur der Narben
und die Deckung der Knochendefekte auf beiden Seiten vorzunehmen.
Nach Entfernen der Narben der Haut und tieferen Schichten werden die
Kieferstümpfe aufgesucht und allseits angefrischt. Dann wird aus dem
linken Beckenkamm eine 11 cm lange Spange losgemeisselt und derart

durchtrennt, dass die einzelnen Teile zur Überdeckung beider Defekte
genügen. Die Seitenteile des Kiefers sind durch ihre Ausschälung aus
dem Narbengewebe derart beweglich geworden, dass sie sich ohne
Schwierigkeit unter Hebelwirkung in ihre normale Stellung zurückbringen lassen. Nach exakter Einfügung der Transplantate werden die
Weichteile über denselben durch starke Katgutnähte zusammengefügt,

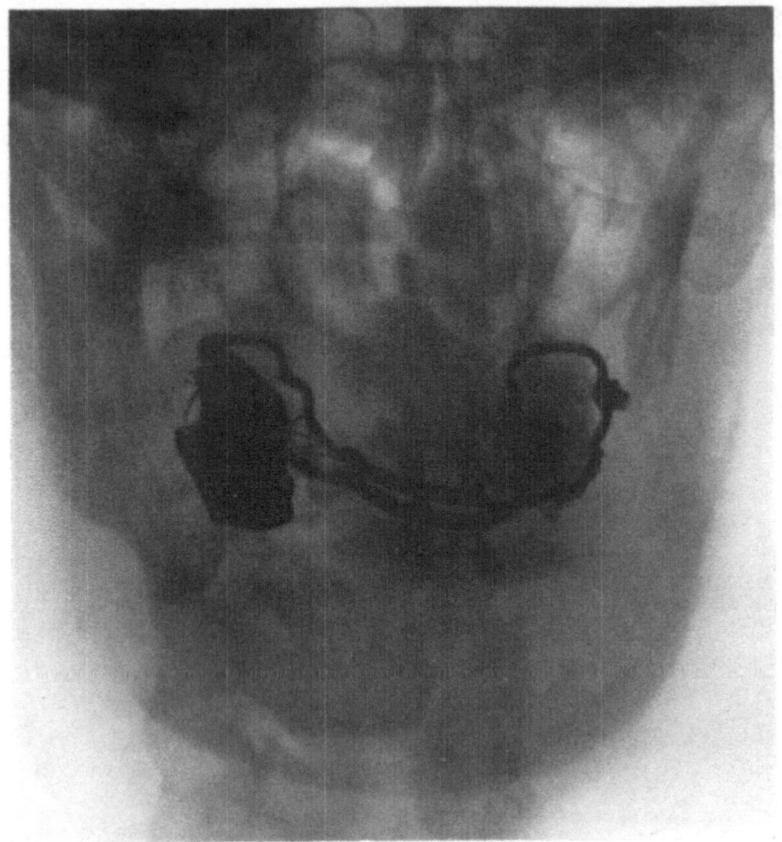

Abb. 12.
15 cm langer knöcherner Defekt des Unterkiefers.

darüber dann die oberflächlichen Schichten mit Hilfe von Drahtplättchennähten zusammengezogen. Eine feine fortlaufende Naht der durchtrennten Hautränder beendigt den Eingriff. Hinterher wird der Unterkiefer durch Gipsbinden und später durch eine Kinnpelotte fest gegen
den Oberkiefer angedrückt.

Die Einheilung der Transplantate vollzieht sich beiderseits absolut
ungestört, ebenso tritt auch die knöcherne Vereinigung der Transplantate

mit den Kieferstümpfen ohne jede Störung und in auffallend kurzer Zeit ein. Bereits nach acht Wochen ist an dem Kinnmittelstück nur noch eine geringe, federnde Beweglichkeit fühlbar. Beiderseits bildet sich an den Rändern und in der Umgebung der Transplantate eine reichliche Menge von Kallus, der sowohl klinisch wie auch röntgenologisch deutlich in die Erscheinung tritt. Wie gut ausserdem sich die leicht gekrümmten Beckenstücke in die Kontinuität des

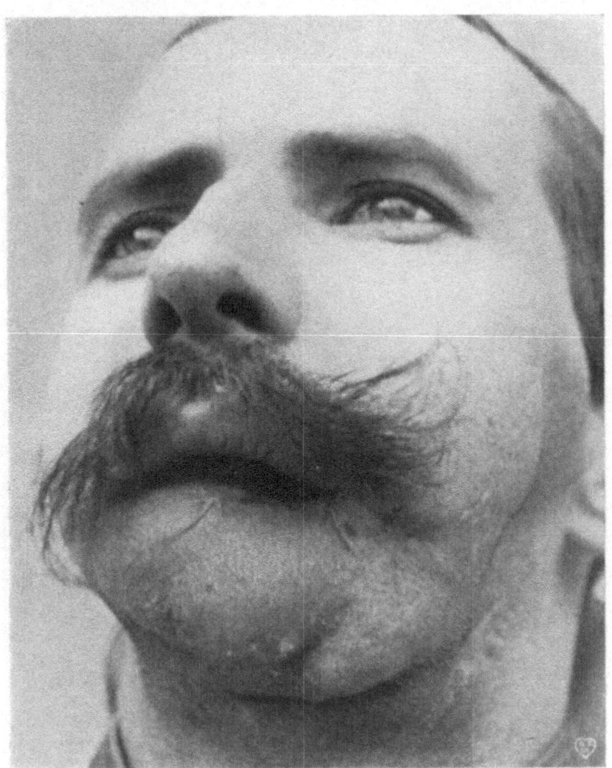

Abb. 13.
Derselbe Patient, wie in Abb. 12.

Kiefers einfügen, zeigt die Betrachtung des von vorne, wie auch von der Seite her aufgenommenen Röntgenbildes (Abb. 10 und Abb. 11). Die normale Rundung des Kiefers ist wieder hergestellt, die vorher eingefallenen Seitenteile des Gesichtes treten wieder besser hervor, das Kinn erscheint gut geformt und gestützt. Nunmehr gilt es, eine vorläufige Prothese anzufertigen und damit die Behandlung des Falles zum einstweiligen Abschluss zu bringen, was verständlicherweise grössere

Schwierigkeiten bereitet, da eine Stützung der Prothese durch den im
ganzen nur wenig und unregelmässig nach der Mundhöhle vorspringenden
Kieferknochen bzw. die Transplantate erfolgen muss. Bei der Entlassung
des Patienten, die 8 Monate nach der Operation erfolgt, ist absolute
Festigkeit des wiederhergestellten Unterkiefers im klinischen Sinne eingetreten. Die Kaukraft ist noch verhältnismässig schwach, die Be-

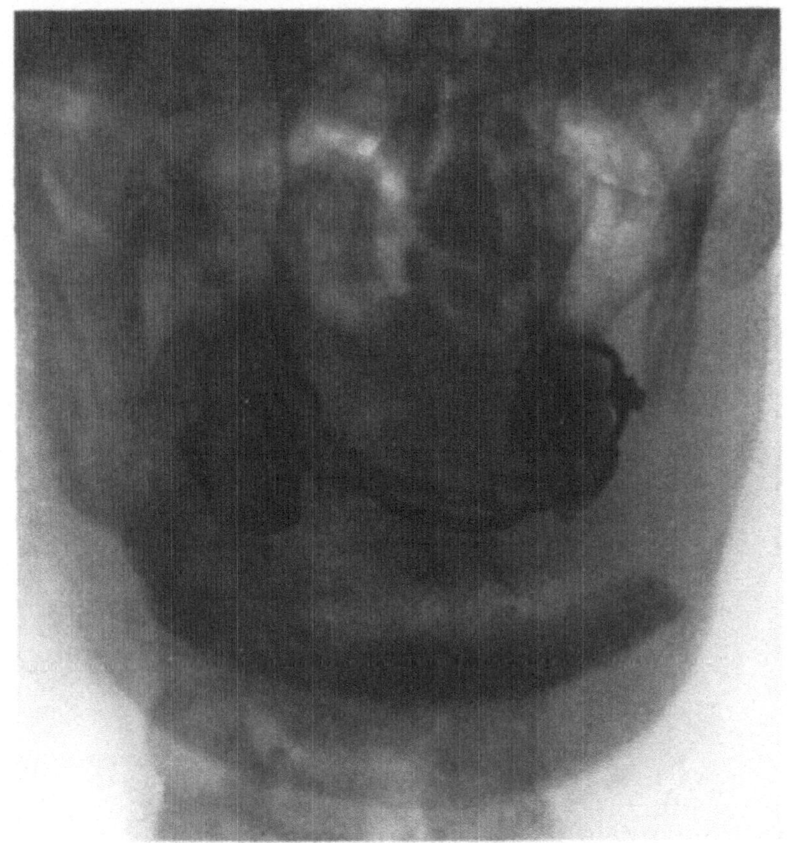

Abb. 14.

Derselbe Patient, wie in Abb. 12, nach der Deckung des Kinnteiles des Defektes.

wegungen des Unterkiefers sind jedoch in keiner Weise gestört. — Trotz
der Verwendung von Drahtplättchennähten ist in obigem Falle eine primäre Heilung eingetreten. Und noch in zwei weiteren Fällen, in denen
mit der Transplantation von Knochensubstanz die Korrektur ausgedehnter Weichteilnarben verbunden wird, werden mit gutem Erfolge Draht-
plättchennähte benutzt, um die sich über den kräftigen Transplantaten

anspannenden Weichteile regelrecht vereinigen zu können. Es muss nur jedesmal Vorsorge getroffen werden, dass die Drähte das Transplantat nicht direkt berühren, sondern durch eine Weichteilschicht von ihm getrennt sind.

Ein weiterer Fall, der diese Ausführungen beschliessen möge, soll zeigen, dass auch dann, wenn grosse Partieen des Kiefers verloren-

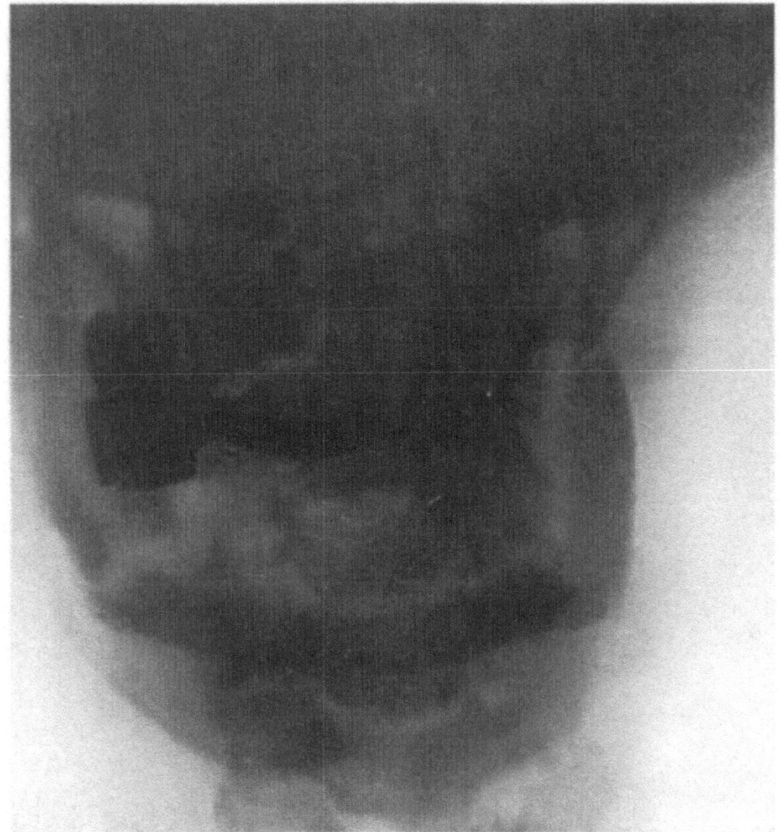

Abb. 15.
Derselbe Patient, wie in Abb. 12, nach Deckung des gesamten Defektes.

gegangen sind, der Transplantation von Knochensubstanz Grenzen im allgemeinen nicht gesetzt sind. Es handelt sich, wie das von vorneher aufgenommene Röntgenbild (Abb. 12) ergibt, um einen Defekt, der die ganze Kinnpartie, den linken wagrechten Ast, das Kieferwinkelstück und den angrenzenden Teil des aufsteigenden Astes betrifft. Der rechtseitige Kieferstumpf weist noch zwei Zähne auf. Die durch das Eingefallensein der Unterlippe, des Kinnes und der angrenzenden linkseitigen

Wangenteile hervorgerufene Entstellung des Gesichtes zeigt das Anfangsbild (Abb. 13) des Patienten recht deutlich. Der Gang der Behandlung
in diesem Falle ist folgender: Zunächst wird das rechtseitige Bruchstück
mit Hilfe der noch stehenden Zähne absolut fest mit dem Oberkiefer
verschnürt. Dann wird in einer ersten Sitzung die gesamte knöcherne
Kinnpartie in Ausdehnung von $10^1/_2$ cm aus dem linken Beckenkamm

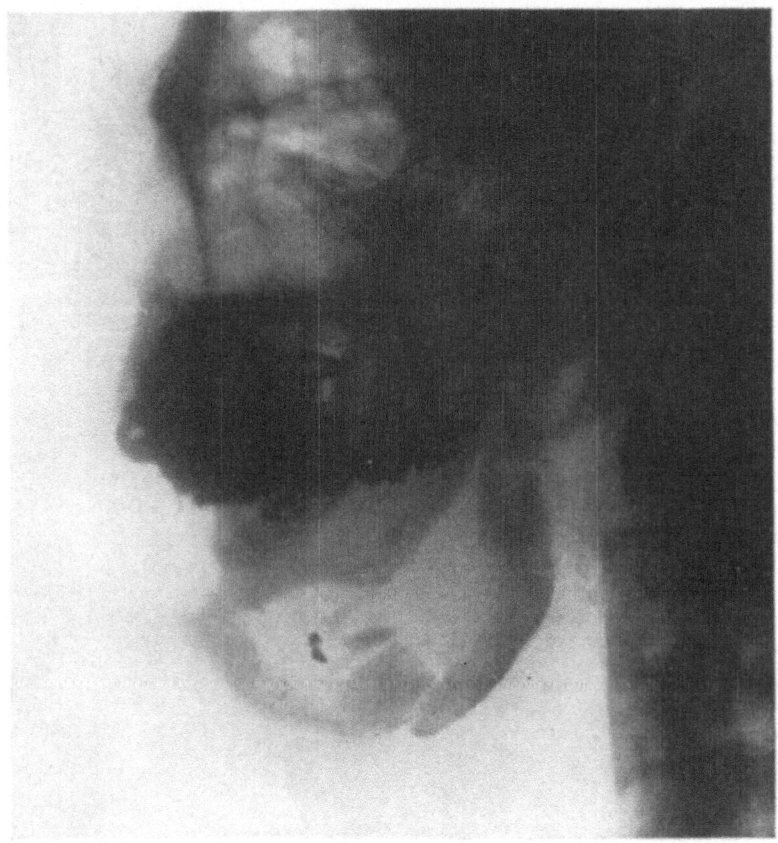

Abb. 16.

Derselbe Patient, wie in Abb. 12, nach der Deckung des gesamten Knochendefektes
Seitliche Ansicht.

ersetzt. Abb. 14 zeigt den Patienten, nachdem dieses Transplantat reiz-
los eingeheilt ist; es ist deutlich ersichtlich, wie gut das eingepflanzte
Knochenstück sich der normalen Kinnrundung einfügt. Zwei Wochen
später wird die noch fehlende Partie des linken horizontalen Astes und
des Kieferwinkels aus dem anderen Beckenkamm in Ausdehnung von
$4^1/_2$ cm ergänzt; die Vereinigung der Knochenenden wird dabei in der ge-
wohnten Weise vorgenommen. Auch dieses Mal tritt eine primäre Ein-

heilung des Transplantates ein. Langsam vollzieht sich dann die Verknöcherung der Vereinigungsstellen auf der linken Seite mit dem in Abb. 15 und 16 sichtbaren Resultate, während die Vereinigung rechterseits zunächst ausbleibt. Inzwischen führt eine Weichteilplastik aus der Oberlippe bzw. der benachbarten Wangenpartie zur Beseitigung der Narbenverzerrung des linken Mundwinkels und der Unterlippe (Abb. 17). Ob nun rechterseits an der Berührungsstelle des Transplantates mit dem Kiefer-

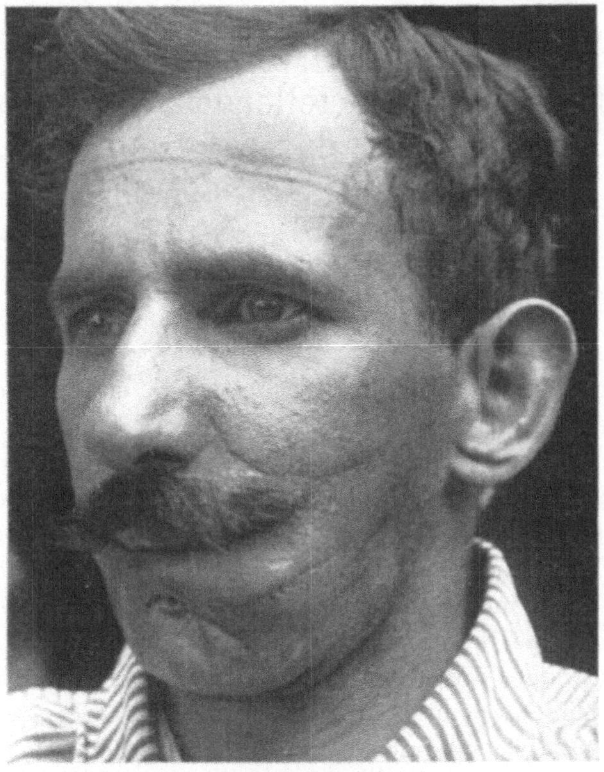

Abb. 17.
Derselbe Patient, wie in Abb. 12, nach Beendigung der Knochentransplantation und Korrektur der Weichteile.

stumpfe eine knöcherne Vereinigung nicht doch noch eintritt, oder ob es zur Pseudarthrose kommt, lässt sich in Anbetracht der bisher vergangenen Zeit (sieben Monate) mit Sicherheit noch nicht sagen. Die Beantwortung dieser Frage ist bezüglich der Anfertigung einer geeigneten Prothese von Wichtigkeit, insofern sich Patient zur Zeit in absolut unverständlicher Weise dem erneut in Aussicht zu nehmenden, an sich recht unbedeutenden Eingriffe, der Schliessung der Pseudarthrose, mit aller Entschiedenheit widersetzt.

40*

Über
die Beseitigung von entstellenden, hypertrophischen Gesichtsnarben durch Ignipunktur.

Von

Fried. Hauptmeyer.

Mit 8 Abbildungen im Text.

Mit der Wundbehandlung erstreben wir die möglichst genaue Wiedervereinigung und Wiederherstellung der getrennten Gewebsteile. Der Zusammenschluss, die Wundheilung, kann nur durch eine Neubildung an Stelle der zerstörten, zelligen Elemente zustande kommen. Bei der einfachen Wunde, bei welcher tieferliegende Gewebsschichten nicht mitverletzt sind, und die Anlagerung der Wundränder erhalten geblieben ist, tritt unmittelbar nach der Verletzung eine vorläufige Verklebung durch eine dünne Fibrinschicht ein, der alsbald, wenn keine Störungen (etwaige Entzündungen, Blutungen etc.) hinzutreten, die dauernde Vereinigung durch Granulationsbildung folgt. Das Gewebe, welches den Schluss der Wunde herbeiführt, entspricht nicht vollkommen dem ursprünglichen. Als sichtbares Zeichen bleibt die Narbe, die erst mit den Jahren in den Falten der Haut verschwindet. Dieser scheinbar höchst einfache Vorgang, die primäre Wundheilung genannt, vollzieht sich mit einer Vollkommenheit und Schnelligkeit, dass sich stets der Gedanke an die unmittelbare Vereinigung auch der komplizierten Wunden (Mitverletzung von Muskeln, Gefässen, Knochen etc.) erhalten hat. Am besten gelingt dies durch die Naht. Voraussetzung dabei ist, dass die Wunden rein und bluttrocken sind und glatte Wundränder haben. Diese Bedingungen erfüllen nur die aseptischen Operationswunden.

Alle komplizierten Gelegenheitswunden, ganz besonders die Schusswunden mit ihren schlechten Heilungsbedingungen durch die gequetschten und zerrissenen Wundränder, den Gewebsverlusten und schweren Blutungen, sind mit Bestimmtheit als infiziert anzusehen. Die Wundnaht hat hier mit geringen Ausnahmen (Friedrichs) keine Statt. Die Heilung solcher Wunden ist nur denkbar durch allmähliche Ausfüllung des Defektes mit neugebildetem Gewebe und Ausstossung und Beseitigung aller Zellverbände, die sich nicht mehr zum Wiederaufbau eignen (sekundäre Wundheilung). Das reichlich entstehende Granulationsgewebe füllt mit der Zeit alle klaffenden Wundspalten und Höhlen aus. Von den Wundrändern her erfolgt die Bekleidung des neugebildeten Gewebes mit Epidermis. Mit dem Fortschreiten der Überhäutung und Verdichtung des Bindegewebes bildet sich die Narbe aus, die sich nur langsam durch Schrumpfung unter Heranziehung der Umgebung verkleinert. Häufig kommt es hierdurch zu unangenehmen Verzerrungen (Nasenflügel, Ektropium der Lippen) und zu Störungen der Beweglichkeit (Narbenkontrakturen, Kieferklemme). Mit der Schrumpfung des Bindegewebes entstehen meist bläulich-rote, gefässreiche oder gewulstete Narbenmassen, die besonders im Gesicht entstellend wirken (hypertrophische Narbe, Narbenkeloid).

Um solche Folgezustände nicht aufkommen zu lassen, kommen zunächst bei den infizierten Wunden chemische, mechanische, physikalische Mittel zur Anwendung, die auf eine beschleunigte Schliessung und Erzielung einer linearen Narbe hinausgehen. Bereits im ersten Heft wurde von mir hervorgehoben, dass auch die Wunden im Bereiche des Gesichts ihrer physiologischen Eigenart nach behandelt und sich alle unsere Massnahmen im Einklang mit der Physiologie und Biologie der Gewebe befinden müssten, um eine gute Abheilung und einen möglichst vollwertigen Ersatz für das verlorengegangene Gewebe zu schaffen. An erster Stelle wurden genannt die offene Wundbehandlung, Freiluftbehandlung, Spülungen mit Wasserstoffsuperoxyd, Massage, Saugen mit Klappschen Sauggläsern, Heissluftbäder mit dem Föhn, Bestrahlungen mit natürlicher und künstlicher Sonne, äussere Verbände zur Stützung der Weichteile, bei Knochenbrüchen Ruhigstellung durch zweckentsprechende Schienenverbände um die Zähne, möglichst baldige Wiederaufnahme der Kaufunktion und dergleichen Massnahmen mehr.

Mit diesen Vorkehrungen wird die Reinigung und vollständige Abheilung der komplizierten Wunden wohl stets erreicht, nicht aber immer das unschöne Aussehen der Narben verhindert. Das Ausschneiden der entstellenden Narbenschwiele mit nachfolgender Naht wie bei jeder reinen Operationswunde führt am schnellsten zum Ziele. Häufig genug kommt es nun aber vor, dass selbst nach dieser Exzision und sauberster Wundnaht trotzdem wieder eine unschöne Narbe entsteht. Es kann dieses einmal seinen Grund darin haben, dass die Wunde nicht aseptisch bleibt. Denn in jeder Narbe können Keime eingeschlossen schlummern, die durch den operativen Eingriff frei werden und, zum vermehrten Wachstum angeregt, ihr Zerstörungswerk von neuem beginnen. Auch unter dem eingetrockneten Wundsekret, dem Wundschorf, zeigen sich leicht kleine, eitrige Pusteln, die zu schlechter Narbenbildung führen. Der sofortigen Beseitigung der Borken ist daher besondere Aufmerksamkeit zu schenken (Klapp).

Des weiteren wird für alle diese Eingriffe heute wohl allgemein die lokale Anästhesie bevorzugt. Bei ausgedehnten Zerreissungen sind mitunter die nervösen Bahnen des Gewebes mit zerstört oder verlegt worden. Nicht immer gelingt es daher, die Lokalanästhesie in Form der Leitungsanästhesie mit geringstem Aufwand von Injektionsflüssigkeit einwandfrei zur Anwendung zu bringen. Gewöhnlich bleibt das Narbengewebe mehr oder weniger stark empfindlich, so dass zu einer lokalen Infiltration geschritten werden muss. Nun lehren die experimentellen Forschungen über die Wundheilung (Marchand, Lexer, Bergel u. a.), dass die Wunde sich durch eine schöne, lineare Narbe nur dann schliesst, wenn die Wundabsonderung möglichst gering und die Wundränder nur durch eine dünne Fibrinschicht, die das Reizmittel für die Granulationsbildung abgibt, getrennt sind. Bei ausgedehnter Durchtränkung des Gewebes mit anästhesierenden Flüssigkeiten, denen noch dazu Adrenalin zugesetzt ist, welches anfangs eine Gefässverengerung, später eine Gefässerweiterung zur Folge hat, ist es wohl denkbar, dass eine grössere Fibrinabscheidung, als sie sonst bei Wunden stattfindet, auftritt, die dann zu üppiger Wucherung des Granulationsgewebes die Veranlassung gibt, denn jede dem Gewebe eingespritzte Flüssigkeit selbst physiologische Kochsalzlösung wirkt reizend, in grösserer Menge entzündungsfördernd auf die Umgebung. Auch beherrschen wir bei der Mitwirkung von Adrenalin die Blutungen aus den feinen, keinen Gefässchen während der Operation nicht derartig, dass nicht nach dem Aufhören der Wirkung dieses Mittels kleine Nachblutungen entstehen; die Blutgerinnsel verhindern dann die exakte Haftung der Wundränder.

Ferner steht fest, dass die Haut manche Individuen von vornherein zu Wucherungen in der Narbe neigt. Doch ich wüsste mich nicht zu entsinnen, dass ich nach den vielen Kieferresektionen, bei denen ich mitzuarbeiten Gelegenheit hatte, jemals hypertrophische Narben oder Narbenkeloid gesehen hätte. Sie wurden sämtlich in Narkose operiert und zählten nicht zu jenen verhältnismässig Jugendlichen, die uns der Krieg als Verwundete zuträgt. Alte Feuer- und Zechenarbeiter mit recht derber Haut waren darunter, bei denen man wohl am ehesten eine unschöne, stark keloidartige Narbe hätte erwarten können. Trotzdem war selbst bei ausgedehnten Oberkieferresektionen die Schnittführung schon nach wenigen Wochen kaum noch sichtbar. Es muss also ein Unterschied im Wundverlauf bei den in Allgemeinnarkose Operierten und den unter Lokalanästhesie Behandelten bestehen. Was die Durchtränkung des Gewebes mit Flüssigkeit angeht, so sei nur daran erinnert, dass der Student seine Hiebwunde, wie er sich ausdrückt, „ansäuft", um ein möglichst sichtbares Erinnerungszeichen zu behalten. Es ist dieses sicherlich nicht allein Alkoholwirkung, der ja bekanntlich wachstumsreizend auf das Bindegewebe wirkt. Tatsache ist zudem, dass bei ausschliesslicher Leitungsanästhesie ohne Infiltration des Wundbettes die Heilung der Operationswunde reaktionsloser erfolgt; die Extensionswunden in der Mundhöhle bezeugen dies nur zu oft. Von anderer Seite wurde gleichfalls dieselbe Beobachtung gemacht (Seidel).

Wenn sich dieser Nachteil der Lokalanästhesie durch weitere Untersuchungen für manche Fälle als nicht gut abwendbar herausstellen sollte, so fällt eine derartig kleine, schlechte Eigenschaft bei den grossen Vorteilen, die das Operieren nach Einspritzung von schmerzbetäubenden Mitteln gegenüber der Allgemeinnarkose manchmal hat, nicht erheblich ins Gewicht. Sind doch viele Eingriffe im Bereiche des Gesichts erst durch das Aufkommen und den Ausbau der Lokalanästhesie erfolgreicher möglich geworden.

Ausserdem kommen Fälle vor, die mit einem stark narbigen Defekt abheilen, so dass eine ausgedehnte Lappenplastik notwendig wird. Nicht immer gelingt es, den Lappen sogleich zur vollkommenen, primären Vereinigung zu bringen. Kleine Nachoperationen sind meistens erforderlich, die ihre Spuren in entstellenden Narben trotz des sonst so guten Erfolges hinterlassen.

Schliesslich sehen wir auch häufig flächenhafte oder strahlenförmig weit in das umgebende Gewebe ziehende Narben, die dem Messer Halt gebieten. Die kreuz und quer verlaufenden Narben lassen die Entnahme eines Lappens aus der Umgebung oder bei Auslösung in weiterer Entfernung die Anlagerung an das narbig veränderte Gewebe nicht zu, da die Gefahr besteht, dass die Vereinigung des Lappens mit der neuen Umgebung nicht eintritt.

Man hat zur Beseitigung der entstellenden, adhärenten und funktionsstörenden Narben chemische Mittel, wie Fibrolysin (Mendel) und Cholin (Fränkel) mit mehr oder minder gutem Erfolg eingespritzt, um die Erweichung und Lösung des Ersatzgewebes zu erreichen. Auch die

Elektrizität in Form von gedämpften Hochfrequenzströmen ist erfolgreich zur Gewebserweichung bei ausgedehnten Bindegewebsnarben herangezogen worden (Becker). Des weiteren ist die Ionisation mittels einer $1^0/_0$igen Jodkalilösung bei einer Stromstärke von 10 M.-A. verwandt worden. Der aus Frankreich stammende Bericht hebt die schnelle Loslösung, Erweichung und Entfärbung der Narben hervor (Choray und Bourguignon). Hier in dieser Arbeit sollen nicht die Fälle ins Auge gefasst werden, die zu weitgehenden Adhäsionen und üblen Kontrakturen geführt haben, sondern es soll von der Behandlung der mehr oberflächlich liegenden, unschön wirkenden, wulstigen Narben im Bereiche des

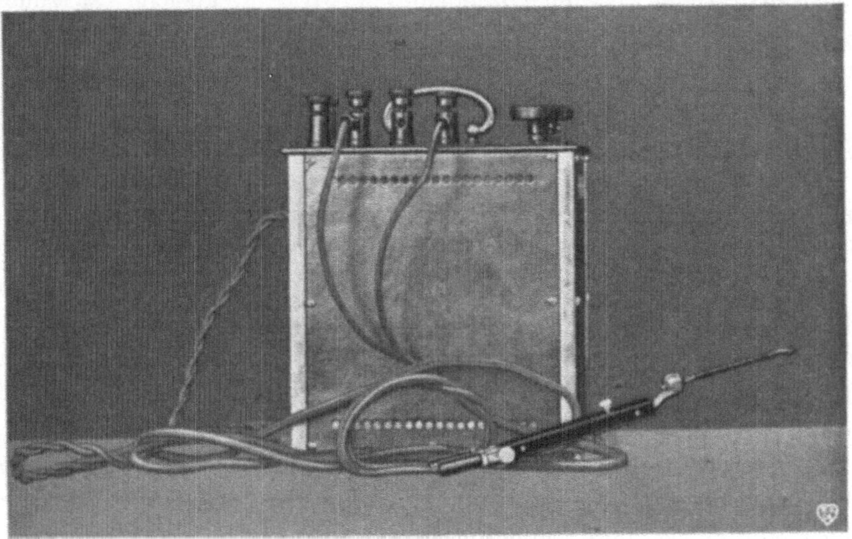

Abb. 1.
Widerstand mit galvanokaustischem Handgriff.

Gesichts die Rede sein. Zu ihrer Beseitigung eignet sich ausserordentlich gut die seit langem bekannte Ignipunktur.

Die Ignipunktur wird am zweckmässigsten ausgeführt mit einem Galvanokauter. Wohl die meisten Fachärzte besitzen heute Apparate für Galvanokaustik. Gewöhnlich sind sie mit der übrigen elektrischen, medizinischen Einrichtung auf einer grossen Schaltwandtafel oder einem fahrbaren Tisch angebracht. Sie werden benutzt zur Stillung von Schleimhautblutungen, Abtragung von Wucherungen und Warzen, Sticheln von Muttermalen, Angiomen und dergleichen mehr. Für Militärlazarette ist es wohl am zweckmässigsten, sich einen einfachen Widerstand, den man an jede Lichtleitung anschliessen kann, wie ihn die Fabriken für elektromedizinische Apparate liefern, anzuschaffen (Abb. 1).

Ratsam ist es, mit dem Sticheln der hypertrophischen Narben schon möglichst frühzeitig, wenn sich die ersten Anzeichen für eine breite Narbenbildung bemerkbar machen, zu beginnen. Dann ist der Erfolg am sichersten. Die Erhitzung der Platinschlinge ist nur bis zur Rotglut und nicht bis zur Weissglut zu treiben, damit ein fester Brandschorf entsteht. In der Weissglut kommt ein Brandschorf nicht zustande; es treten im Gegenteil leichte Blutungen auf, da der Thrombus

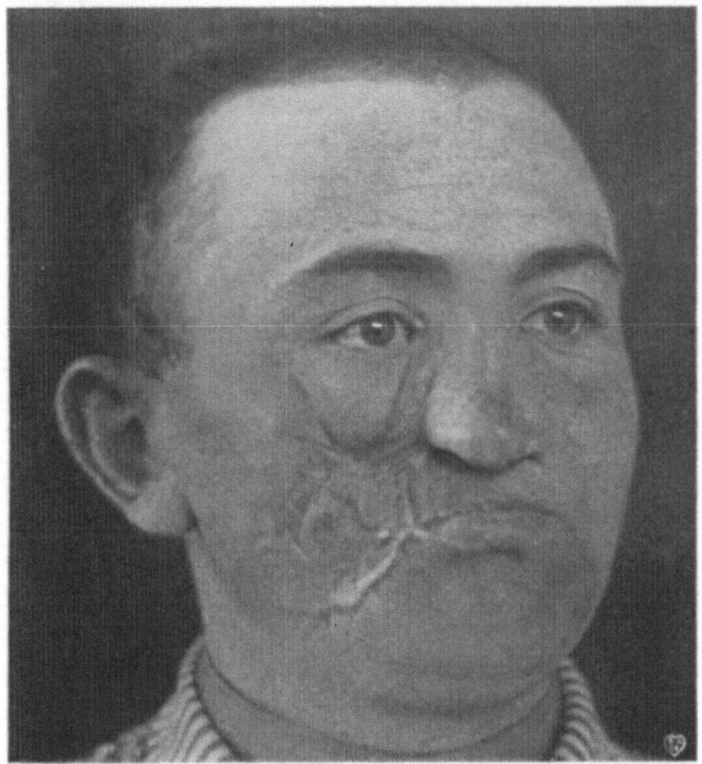

Abb. 2.

Mit hypertrophischer Narbe und Keloidbildung abgeheilte Granatverletzung.

bei zu grosser Hitzewirkung mit verbrennt. Eine lokale Betäubung ist nicht erforderlich. Nur beim Eindringen in tiefere Gewebsschichten wird ein heftigerer Schmerz verspürt. Der Ignipunktur folgt sofort ein Heissluftbad, um die Absonderungen in den Punktierungen zur schnellen Aufsaugung und Eintrocknung zu bringen, so dass keinerlei Verband benötigt wird. Die Stichelung wird wöchentlich zweimal ausgeführt; zwischendurch wird leichte Massage der Narbe angewandt. Meistens

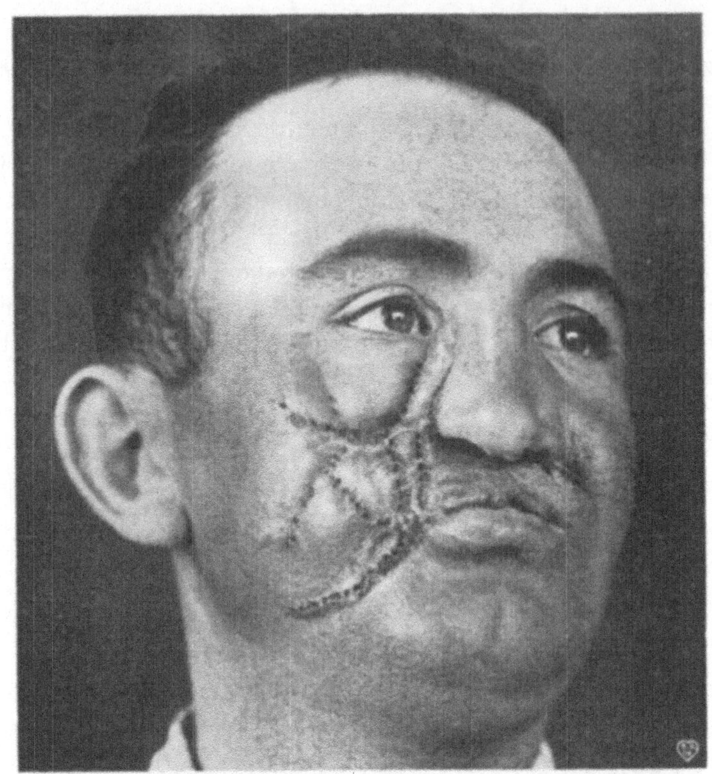

Abb. 3. Ignipunktur der Narben.

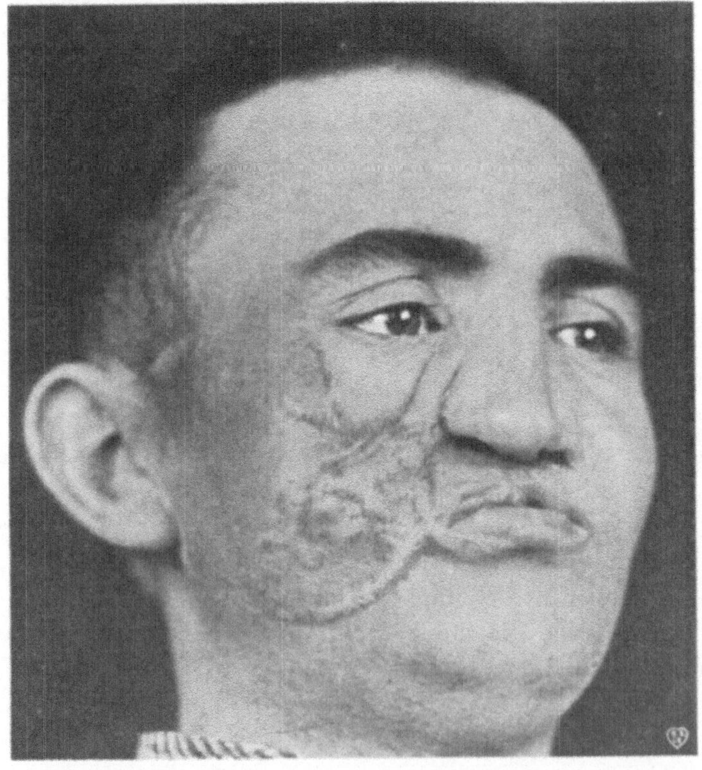

Abb. 4. Nach viermonatlicher Behandlung.

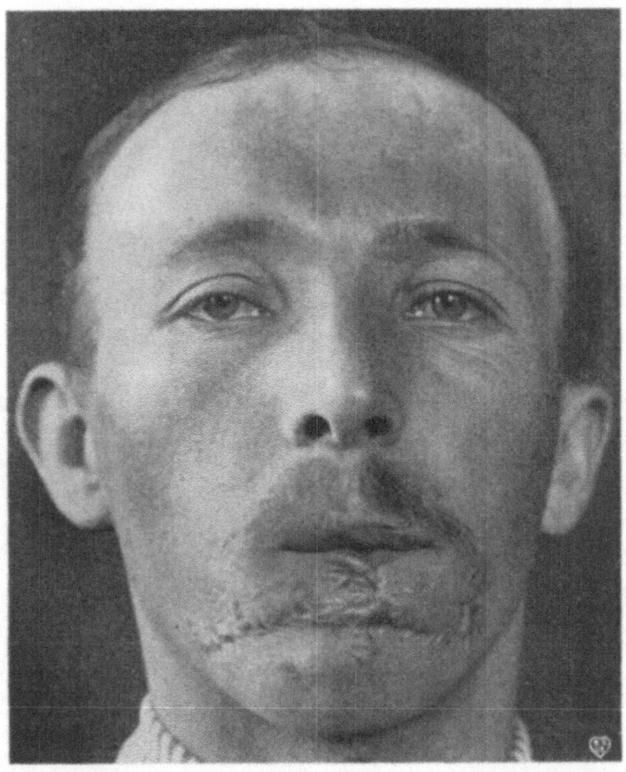

Abb. 5. Hypertrophische Narben nach einer Unterlippenplastik im Kinn.

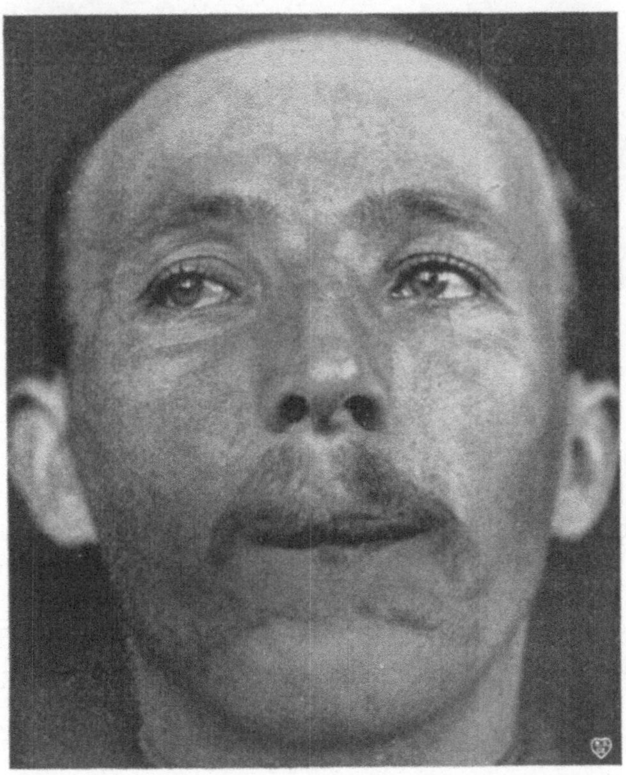

Abb. 6. Nach mehrmaliger Stichelung.

zeigt sich am nächsten Tage in der Umgebung eine geringe Röte, ein
Zeichen dafür, dass der Reiz, der mit dem Kauterisieren ausgelöst wird,
zu einer ausgedehnteren Durchflutung des Narbengewebes führt. Nach
wenigen Sitzungen flachen sich dann die wulstigen Narben erheblich
ab, das rote Aussehen geht allmählich in die blasse Hautfarbe über.
Alte, derbe Narbenschwielen sind natürlich widersätzlicher; sie erfordern
weit längeres Sticheln. Die Kauterisation muss so lange fortgesetzt

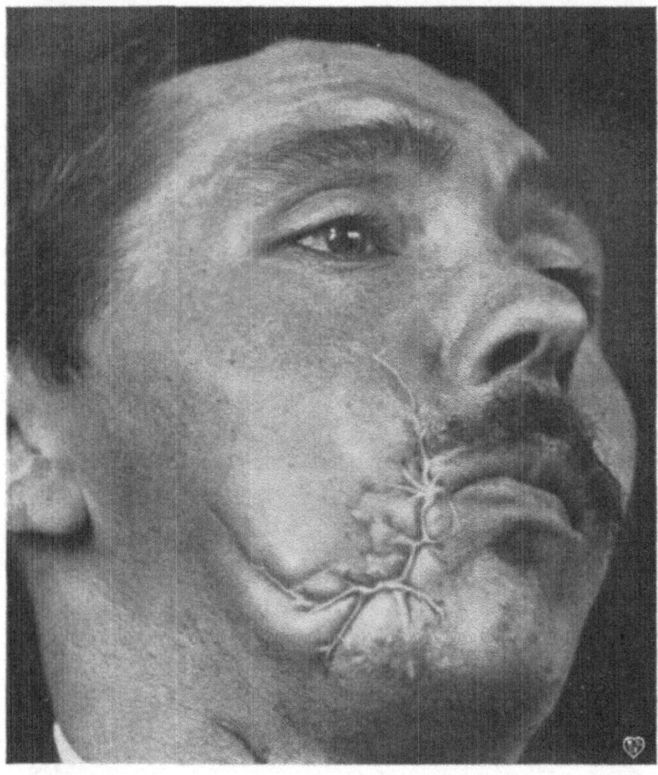

Abb. 7.
Nach Ausschneidung der wallartig eingezogenen Lippen-Kinn-Narbe verbliebene Narbenschwiele.

werden, bis ein gutes Ergebnis erzielt ist. Einige Fälle mögen die Ausführungen belegen.

In Abb. 2 handelt es sich um eine abgeheilte Granatverletzung.
Der Patient wurde von der Truppe zugewiesen, um das Aussehen und
die Kaufunktion zu heben. Die Narben ziehen strahlenförmig über die
ganze rechte Wange und laufen in das Lippenrot der Oberlippe hinein,
so dass diese erheblich zusammengezogen und verkürzt ist. Auch das

Öffnen des Mundes ist erschwert. Der gleichzeitig vorhandene Nasendefekt steht ausser Betrachtung, ebenso die gleichzeitig vorhanden gewesene Oberkieferverletzung. Da es sich bei der Ausdehnung der Narbe als ziemlich aussichtslos erwies, dieselbe durch Ausschneiden und entsprechende Lappenplastik zu beseitigen, so wurde zu einer zweimal wöchentlichen Stichelung mit nachfolgender Föhnbehandlung und Massage geschritten. Wie die Ignipunktur ausgeführt wurde, zeigt die Abb. 3.

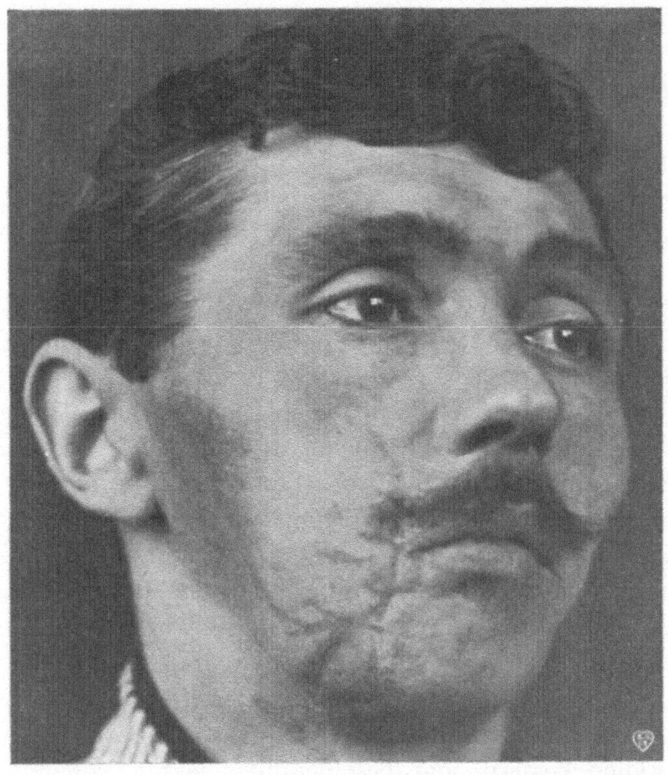

Abb. 8.
Nach mehreren Monaten fortgesetzter Stichelung.

Mit derselben wurde im Juli 1916 begonnen. Bereits nach vier Wochen machte sich eine erhebliche Verschmälerung der Narben bemerkbar. Auch hatten die Schwielen erheblich an Härte verloren. Das Ergebnis nach vier Monaten zeigt die Abb. 4. Die Lippenfunktion und die Kieferklemme haben sich erheblich gebessert.

Der nächstfolgende Fall (Abb. 5) zeigt eine frische, hypertrophische Narbe nach einer Lippenplastik, die wegen eines Unterlippendefektes notwendig gewesen war. Das Ergebnis nach mehrwöchentlich fortgesetzter Stichelung zeigt die Abb. 6. Besonders in diesem Falle war die Verschmälerung und Abflachung der wulstigen Narbe und der schnelle Übergang in die Hautfarbe augenfällig.

In der Abb. 7 ist eine schwielige Narbe, die nach der Ausschneidung der wallartig eingezogenen Lippen-, Kinn-Narbe verblieb. Es handelt sich um einen belgischen Kriegsgefangenen, der durch Schussverletzung eine ausgedehnte Zertrümmerung des Unterkiefers mit Substanzverlust im horizontalen Teil und in den Weichteilen der rechten Wange davongetragen hatte. Da der Fall erst sehr spät in unsere Behandlung kam, so war der Erfolg mit dem Sticheln in der Anfangszeit etwas zweifelhaft. Erst nach mehreren Monaten fortgesetzter Ignipunktur trat eine greifbare Veränderung ein. Die Härte der Narbe liess nach. Der stark hervortretende Schwielenstrang flachte sich ab. Die ganze Hautpartie wurde beweglicher. Heute ist die Narbe nur noch als flacher, weisser Strich erkennbar (Abb. 8).

Schliesslich mag noch erwähnt werden, dass die Schleimhautnarben in der Mundhöhle sich ebenfalls durch die Ignipunktur zurückbilden. Besonders bei den Zertrümmerungen des Unterkiefers im Bereiche des aufsteigenden Astes entstehen leicht narbige Adhäsionen, die vor dem Masseter durch die Schleimhaut vom Ober- zum Unterkiefer ziehen. Sie behindern nicht unwesentlich die Kaufunktion. Mit dem Messer sind sie wegen der Kieferklemme nur schwer anzugehen. Eine häufig wiederholte Ignipunktur bringt in vielen Fällen Erfolg.

Damit glaube ich den funktionellen, kosmetischen und ethischen Zweck der Ignipunktur bei der Beseitigung der entstellenden, hypertrophischen Gesichtsnarben hinreichend dargetan zu haben. Wie weit sich die Erfolge noch durch Anwendung der Elektrolyse (M. Joseph) und durch Röntgenbestrahlungen (H. E. Schmidt) in besonders hartnäckigen Fällen bessern oder beschleunigen lassen, sollen weitere Beobachtungen ergeben.

Instrument für die Messung der Öffnungs- und Verschiebungsmöglichkeit der Kiefer.

Von

Zahnarzt **Wilhelm Bürger**, Düsseldorf.

Mit 4 Abbildungen im Text.

Um eine genaue Kontrolle über die Wirkung der bei der Bekämpfung der Kieferklemme in Anwendung gebrachten Mittel ausüben zu können, fehlte bislang ein Instrument, mit welchem sich die Öffnungsmöglichkeit der Kiefer in vertikaler und die Verschiebungsmöglichkeit in horizontaler Richtung feststellen liess. Ein von B r u h n angegebenes Mess-

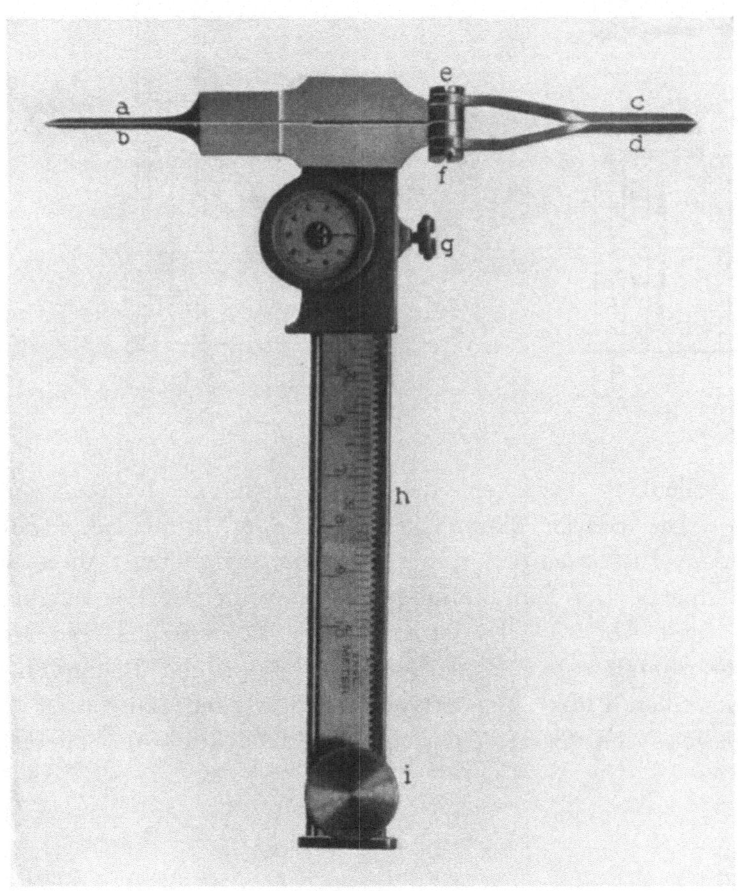

Abb. 1.

instrument füllt diese Lücke aus und dient beiden Aufgaben. Es besteht aus einer graduierten Schiebeleere mit zwei seitlich festen und zwei seitlich schwenkbaren Messschnäbeln. (Abb. 1 zeigt das Instrument mit zusammengeschraubten Schnäbeln, Ahb. 2 den Grundriss des Instrumentes). Die festen Schnäbel a und b dienen bei vertikal gehaltenem Messstabe zur Feststellung der Entfernungsmöglichkeit der Zahnreihen voneinander (Öffnen des Mundes; lichte Weite). Sie laufen in zwei ganz flachen Schnäbeln aus, um auch bei ganz minimaler Mundöff-

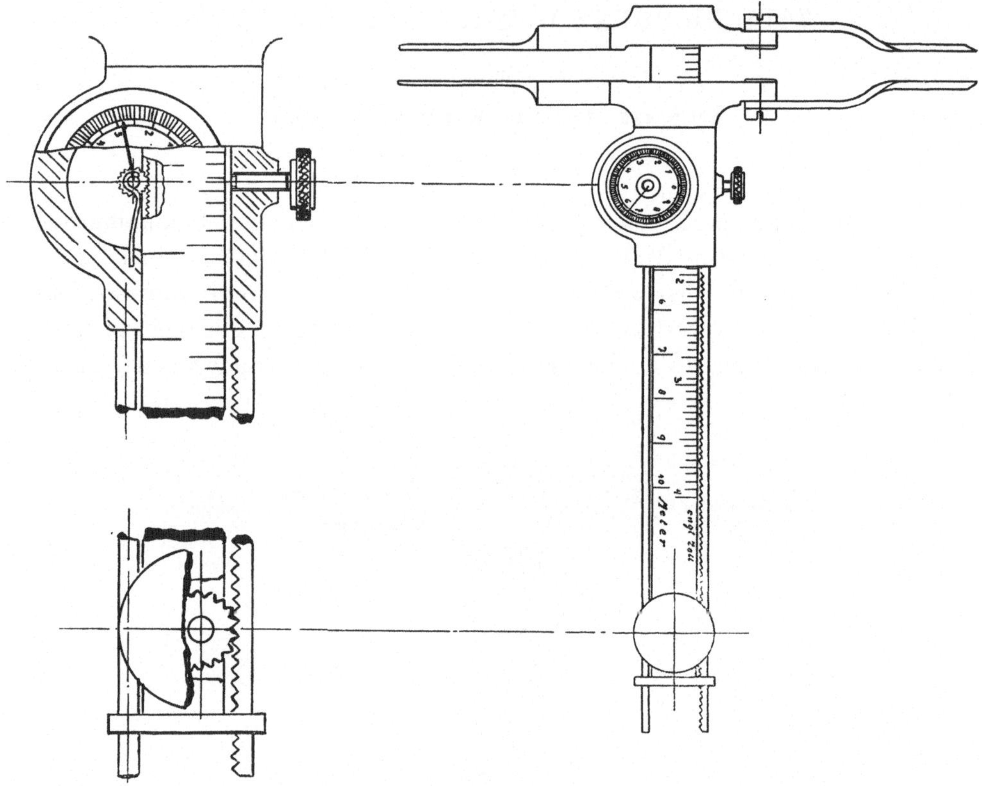

Abb. 2.

nungsmöglichkeit zwischen die Zahnreihen geschoben werden zu können. Die Stärke dieser Schnäbel bildet immer eine Konstante, bei diesem Instrument 2 mm, die dem erhaltenen Mass zuaddiert werden muss. Die Handhabung des Instrumentes bei vertikalen Messungen zeigt Abb. 3. Es ist selbstverständlich, dass die Messungen bei ihrer regelmässigen Wiederholung im Laufe der Behandlung immer von demselben Punkt aus vorgenommen werden müssen. Sie können beispielsweise von der Mesialecke der Schneidekante des oberen rechten

mittleren Schneidezahns nach einem genau gegenüberliegenden Punkte
der Schneidekante eines unteren Schneidezahns geschehen; handelt es
sich um einen Ober- oder Unterkiefer, bei dem die Frontzähne fehlen,

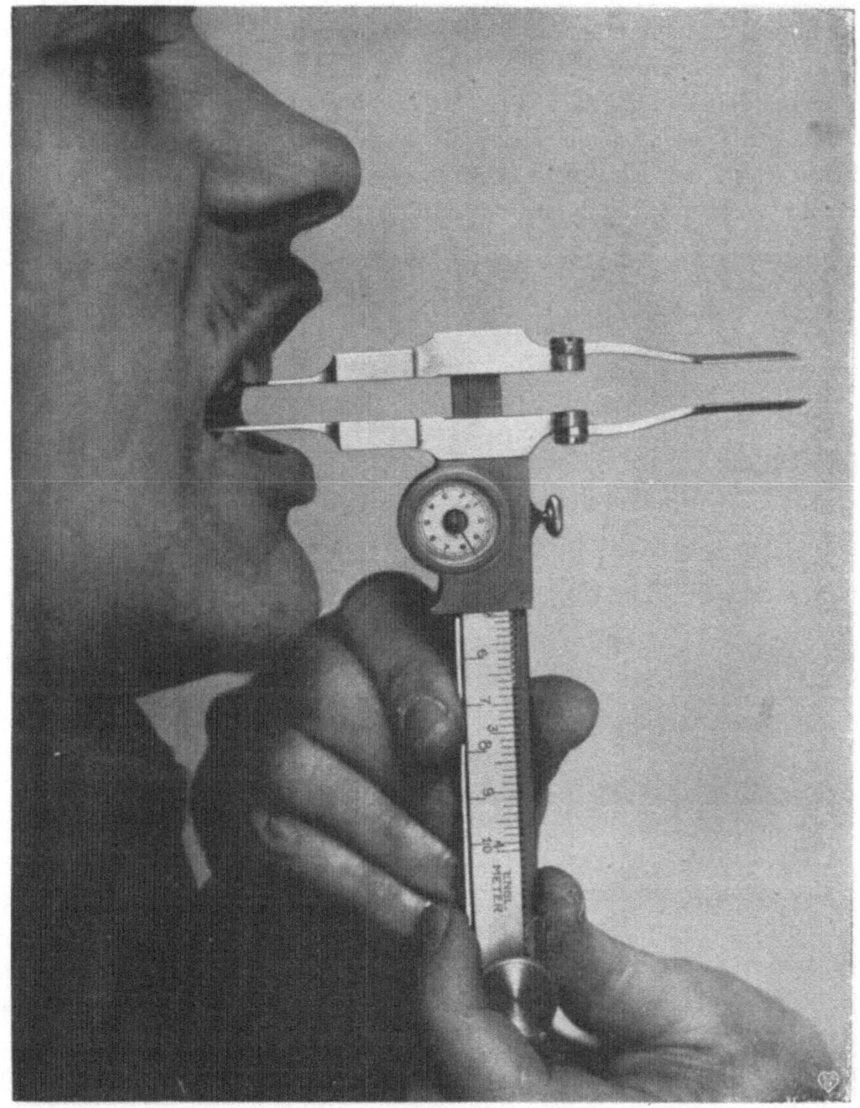

Abb. 3.

so dient eine auf einem eventuell vorhandenen Drahtverband oder einer
Prothese angebrachte Marke als Ausgangspunkt für die Messung. Das
Messen der Verschiebbarkeit des Unterkiefers in horizontaler Richtung
geschieht mittels der beiden seitlich schwenkbaren Schnäbel c und d,

die an den Punkten e und f drehbar sind. Ihre Kanten sind facettiert und lassen sich scharf anlegen. Die Beweglichkeit der Schnäbel ermöglicht es, der Stellung des Ober- und Unterkiefers zu einander zu folgen und die scharfe Messkante bzw. Ecke genau an die Punkte, deren Verschiebung gegeneinander festgestellt werden soll, anzulegen. Da die Punkte nicht in einer Ebene liegen, würde dies ohne die Beweglichkeit der Schnäbel nicht möglich sein. Beim Messen der seitlichen Verschiebbarkeit (Abb. 4) wird der Messstab in horizontaler Lage an den Mund gebracht und der eine Schnabel, wie bei den Messungen in vertikaler Richtung, einem festen Punkte im Oberkiefer angelegt, beispielsweise

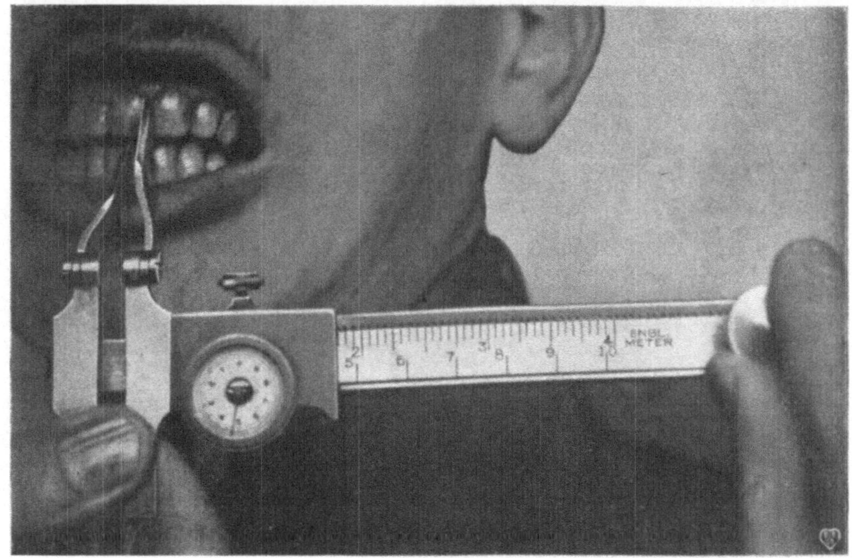

Abb. 4.

der Mesialkante des oberen rechten mittleren Schneidezahns. Die diesem im Oberkiefer gewählten Punkte entsprechende Stelle im Unterkiefer wird vorher mit einer Bleistiftmarke angezeichnet. Man stellt nun den zweiten beweglichen Schnabel auf diese Marke ein und lässt den Unterkiefer das eine Mal nach rechts, das andere Mal nach links verschieben. Das Ablesen der gewonnenen Masse in Zentimetern geschieht auf einer Skala des Messstabes selbst, während die Millimeter und $^1/_{10}$ Millimeter von einer Feinmessuhr (g) angezeigt werden. Diese sitzt an dem Schieber des Messinstrumentes, welcher durch eine Zahnstange (h) bewegt wird, die neben dem Messstabe herläuft und durch eine Ritzel (i) getrieben wird.